クリニックのリーダースタッフに大切にしてほしい

7RULES

アンリミテッド株式会社 代表取締役
医経統合実践会主宰 医経統合コンサルタント
根本 和馬

中外医学社

目次

第2章 クリニックで働くリーダースタッフに大切なこと 47

第3章 リーダースタッフに関するQ＆A　99

おわりに　119

はじめに

こんにちは。クリニック専門の経営コンサルタントをしております、根本和馬と申します。日々の診療だけでもお忙しい中、本書を手に取って頂いてありがとうございます。

本書は、

- 現在「主任」「チーフ」などの肩書がついているスタッフ
- 院長先生から「これからリーダースタッフとして期待しているよ」と言われたものの、具体的にどうして良いか分からないというスタッフ
- 理由は分からないが、院長先生から「この本、読んで」と渡されたスタッフ（もしかしたら、このような読者様が一番多いかも知れませんね）
- 「自分の右腕となるリーダースタッフが欲しい！　でもどうして良いか分からない」という院長先生
- かつてリーダーに任命したスタッフが労働組合委員長のようになり、「あんな思いは二度とゴメンだ！」という院長先生

と思われている読者様に向けて書きました。

JCOPY 498-14804

ナンバー2の存在が組織を大きく変える!

クリニックに限らず、あらゆる組織に言えますが、ナンバー2の存在で組織は大きく変わります。クリニックにおけるナンバー2とは、リーダースタッフです（院長夫人がその役目を担う場合もありますが）。

世代によって分からない人がいるかも知れませんが、

- 新選組には局長の近藤勇を支える土方歳三が
- ソニーの創業者である井深大氏には盛田昭夫氏が
- ホンダの創業者である本田宗一郎氏には藤沢武夫氏が
- スラムダンクの安西先生には熱血キャプテン・ゴリこと赤木が

というように、強い組織には必ず優れたナンバー2の存在があります。ちなみに、ここでの「強い組織」とは、リーダースタッフが中心となって、クリニック活性化に不可欠な「増患増収」「良い人財の離職率の低下」「良い人財の採用の成功」に必要な取り組みを、スタッフ主導で実践しているのを院長先生が見守るような組織

と表します。

一般業種向けに書かれたリーダー育成本は参考にならない!?

私自身、これまでに多くのリーダー育成に関する本を読みましたが、「年上の男性部下にはこのように接しましょう」「落ち込んでいる部下を見掛けたら『ちょっとコーヒー飲みに行かない?』と連れ出しましょう」など、「いやいや、これは医療機関には当てはまらないだろう」と思うような本が多く、「院長先生やリーダースタッフには参考にならないのでは?」と思ったことも、本書を執筆した大きな理由の一つです。

本書は大きく3章に分かれており、

1章は私が「リーダーとは、こうあるべし」「どんなスタッフがリーダーに向いている

か?」「リーダーに必要なスキルとは?」など、医院におけるリーダースタッフに必要な「7つ(セブン)のルール」をお伝えします。

2章は実際に医院で働いているリーダースタッフに「入社何年で現在の役職についたのか?」「リーダーとして働いている中で、大変だったことや辛かったことは?」「あなたが考える理想のリーダーとはどんな人か?」「実際の現場では、どのようなリーダー業務が具体的にあるのか?」など、より現場に密着した生の声をお伝え頂きます。

3章は「入社何年経てばリーダーに任命出来るの?」「リーダーはひとりと複数のどちらが良いの?」「リーダーに向いているのはどんなスタッフ?」など、リーダースタッフを育成する上で、多くの院長先生からご質問を頂く内容について私が回答しました。

本書が素晴らしいリーダースタッフの育成と、リーダースタッフの存在による医院の活性化に繋がることに少しでもお役に立てば嬉しいです。

第1章

クリニックのリーダースタッフに大切にしてほしい7RULES

RULE 1

リーダースタッフとは「伝道師」である

本書における結論を言います。

医院におけるリーダースタッフに求められていることは、ズバリ「院長先生の伝道師」です。

「伝道師」とは「考えや教えを広める人のこと」です。ということは、伝道師、つまりリーダーを育てるためには院長先生の考えや教えをスタッフに伝えることが不可欠ということです。まずは院長先生が「伝道者」であることが重要です。

院長先生の9割がこれを実践せずに「リーダーが育たない」と嘆きます。しかしそれは無理もありません。院長先生の考えを伝えることなく、伝道師であるリーダースタッフを育成することなど無理なのです。

とは言え、プロ野球で言えば4番バッター・エースピッチャー・監督・オーナーの4役を務める院長先生がご自身の考えを詳細に伝え続けるのは難しいですので、リーダースタッフ自らが「これが院長先生の思いだろうな」というメッセージをキャッチし、以降は院長先生に代わってスタッフに伝える、という姿勢は大切です。リーダースタッフが他のスタッフよりも院長先生の言動に対して高いアンテナを持つことが必要なのは間違いありません。

どんなことを「伝道」すれば良いの？

「伝道する」と言っても難しい内容を伝える必要はありません。特に院長先生がリーダースタッフに願うのは、

- 挨拶や返事、時間や期限を守るなどは、社会人と言うよりも、人として当然のことであるとスタッフに伝えて欲しい
- クリニックは少人数のスタッフで運営しているのだから、遅刻や欠勤はゼロが基本で

あることをスタッフに伝えて欲しい

- 同じミスや失敗が許されるのは2~3回まで。一つのミスや失敗が診療を滞らせるのだとスタッフに伝えて欲しい
- プロなのだから、診療時間外の自分の時間を使って練習や勉強するのは当たり前であるとスタッフに伝えて欲しい
- プロなのだから、本来は自分の時間やお金を使って自己成長するのが当たり前なのに、当院はセミナー費用を出してくれたり、代休や休日手当を支給して下さる。これはとても恵まれた環境なのだと伝えて欲しい
- 言われたらやる、言われた通りにやるというのは「作業」であって、言われる前にやる、言われた以上をやってこその「仕事」なのだと伝えて欲しい。
- 「人は見た目が9割」と言われる。くれぐれも身だしなみに注意するように伝えて欲しい
- 医療機関で使用する機械や道具は、その物自体だけでなく、ちょっと修理するのも値段が高いので、自分の物のように扱うことが大切であると伝えて欲しい
- 昨日医院を出る前に最終確認をしたら、スタッフルームのエアコンが点けっぱなしだった。電気代の無駄なのでくれぐれも気をつけて欲しい
- かつて取り組んでいた取組みが行われなくなっていることについて、院長が細かく指

摘するのではなく、スタッフ同士で目を光らせ、「この取組みは大事なので、途中で止めずに続けましょう」と伝えて欲しい
● 「忙しい」と愚痴るのではなく、「たくさん患者さんが来て下さるからこそ、スタッフにも還元出来るのだ」と伝えて欲しい
● 「大変だ」と愚痴るのではなく、「どうしたら仕事の質を下げることなく、楽に出来るかを考えることが大切なのだ」と伝えて欲しい
● 「やることが多い」と愚痴るのではなく「これまで多くの取組みを実施したことで、多くの患者さんに選んで頂け、それによって雇用が維持されているのだ」と伝えて欲しい

などなど挙げればキリがないのですが、要するに「スタッフにとって耳の痛いメッセージ」を院長先生に代わって伝道し続けるのがリーダースタッフの役目なのです。

院長 vs. スタッフを脱却するために……

このような耳の痛いことを院長先生が言い続ける医院は、いつまで経っても「院長 vs. スタッフ」の構図から抜け出すことは出来ません。

事実は分かりませんが、前述した新選組は、副長である土方歳三が「鬼の副長」となり新選組をまとめ上げ、局長である近藤勇を支えたというエピソードがありますし、スラムダンクの安西先生は熱血キャプテン・ゴリこと赤木キャプテンにチーム運営のほとんどを任せ、試合中こそ名監督ぶりを発揮する場面がありましたが、日々の練習については時々体育館に現れて「ほっほっほっ」と体型に合ってないパイプ椅子に座りながらお茶を啜っているくらいです。

「たられば」になりますが、もし土方歳三がいなかったら、新選組は歴史に名を残し、今でも語り継がれる集団になったでしょうか?

もし赤木キャプテンがいなかったら、夏のインターハイで絶対王者・山王工業を倒すチームになったでしょうか?

繰り返しになりますが、リーダースタッフとは「院長先生の代わりに、(厳しい)メッセージを伝え続ける伝道師」なのです。

RULE 2

リーダースタッフが絶対にしてはいけないことは？

リーダースタッフが絶対にしてはいけないこと、それは複数のスタッフの前で院長先生の考えに反発するような言動をすることです。ましてや院長先生やクリニックの陰口悪口などもってのほかです。

これをした瞬間、「院長先生と○○さん（あなたのことです）は信頼関係が出来ていないんだ。○○さんってリーダーの役職付いてるんだよね？　これってどうなの？」と、他のスタッフはあなたにも院長先生にも不信感を持ったり「リーダーなら院長先生にこういう態度を取っても良いんだ」とスタッフが勘違いする可能性があります。

コンサルティングやセミナーでは「職場の雰囲気を改善するために、まず全員で取り組まなければいけないのが、職場の仲間や職場に対する愚痴・不平・不満・文句を撲滅することです」とお伝えしていますが、そんな「百害あって一利なし」の行為をリーダースタッフがやることほど悪いことはありません。

院長先生に対して「?」と思った時は……

しかし、院長先生も人間です。間違った判断や不適切な発言も時にはあるかも知れません。そんな時は「院長先生、後でお話があります」と事前にお話した上で、院長先生にだけ「先生、あの時のお言葉は……」と伝えるようにして下さい。その際も「先生! 何ですか、さっきの言い方は!」などと決して感情的にならず、努めて冷静にあなたの思いを伝えて下さい。

細かい話ですが、院長先生と院長室で二人で話す際の声量にも配慮が必要です。これまでのコンサルティングにおけるスタッフとの個人面談で「院長先生と○○さん（リーダースタッフ）が院長室で言い争う声が外にまで聞こえてきましたが、何か揉めているのでしょうか?」と尋ねられたことがあります。**こうなると他のスタッフの前で院長先生に対して反旗を翻しているのと同じです。**くれぐれも気をつけて下さい。

人間関係は鏡です。あなたが与えたものが、いずれあなたに返ってきます。「先生！　何ですか、さっきの言い方は！」と怒りの感情をぶつけられた院長先生は、仮にあなたの主張が正しかったとしても「院長に向かって何だ、その口の聞き方は！」と、怒りの感情が返ってくる可能性が高いです。

男性＋経営者＋医師＝？

私は男性ですが、経営者でもあります。この2つの要素で十分「プライドが高い」ことを満たしています。そこに加えて院長先生は「医師」でもあるのです。院長先生ご本人に自覚があるかどうかは分かりませんが、小さい頃から数々の競争を勝ち抜いて今の院長先生があると言っても過言ではありませんし、それはつまり「プライドが高くない訳がない」とも言えます。

もちろん「プライドが高い＝悪い」と言いたいのではありません。前述した通り、私もプライドが高いことを自覚していますし、だからこそ実現出来たことも数多くあります。ここで最も言いたいことは「プライドが高い相手には、言い方が重要であり、おそらくあなたの医院の院長先生もプライドが高いので、特に院長先生のご意向に反する意見を持つ場合には、どんな場面でどんな言い方をするかが極めて重要である」ということです。

これは後述しますが、リーダースタッフほど感情のコントロールが大切ですので、くれぐれも注意して下さい。「院長先生の悪口や陰口を言った時点で、リーダーの肩書もリーダー手当も失うだけでなく、最悪の場合、医院にいられなくなる」くらいの覚悟が必要です。

RULE 3

リーダースタッフほど、スキルを磨く！

リーダースタッフは言葉や態度で、院長先生の理念に沿ったクリニック創りのために他のスタッフを導くのが役目です。そのために不可欠なのは「リーダー自身が高い技術や多くの知識を持っていること」です。要するに、スタッフから「○○さんは仕事がとても出来る！」と思ってもらうことです。

スタッフが身につける3つのスキルとは？

クリニックで働くスタッフに身につけて欲しいスキルは、

●ヒューマンスキル

「挨拶する」「返事をする」「感謝する」「物を大事にする」「謝

罪する」「時間や期限を守る」など、医療従事者や社会人である前に、まず人として大切なことが出来る力のこと

● **テクニカルスキル**　高い技術や多くの知識を持ち、質の高い仕事をスピーディーに出来る力のこと

● **コンセプチュアルスキル**　医院理念や院長先生の方針を頭と心で理解し、それを自身が体現するだけでなく、他のスタッフにも実践するように働き掛ける力のこと

大きくこの3つがありますが、高い技術や多くの知識を持っている力はテクニカルスキルに該当します。テクニカルスキルが低いリーダースタッフは、そもそもリーダーとして機能しません。

実際にコンサルティング先におけるスタッフ様との面談で「○○さんの仕事があまりにもいい加減なんですが、○○さんはリーダーなので指摘しづらいです。どうしたら良いですか?」と、相談を受けたこともあります。このようにスタッフから思われているリーダーは、とてもじゃありませんが前述した「院長先生の伝道師」など夢のまた夢です。むしろ偉そうなことを言えば言うほど「あなたには言われたくない」「じゃあ、あなたももっと仕事

が出来るようになって下さいね」と反発されることでしょう。

では、テクニカルスキルを上げるためにはどうすれば良いのかと言いますと「量が質を生む」の言葉の通り、出来るだけ多くの練習と、長時間の勉強がまず大切です。

プロフェッショナルであれば自分の時間を使って練習や勉強するのが当然ですが、そのような文化を院内に創るためにも、まずリーダーが率先して診療時間外にレベルアップすることが大切です。

リーダーが誰よりも努力する姿勢を見たスタッフは、「私がリーダーよ！」と本人が肩書きをひけらかさなくても、自然にリーダースタッフとして認めることでしょう。

誤解を恐れずに言えば、診療業務に関する行動のほとんどが「作業」と言えます。一方「上手に絵を描く」「上手に歌を唄う」「美味しい料理を作る」「人よりも早く走る」「人よりも面白おかしく話せる」「人が感動する演技をする」「人を引きつける文章を書く」などは、もちろん努力も大切ですが、人よりも秀でようとすれば「才能」が重要です。つまりここで何が言いたいのかというと、「作業は努力が伴った反復練習を繰り返せば必ず上達する」ということです。テクニカルスキルは努力によって磨くことが出来るのです。

先ほど、クリニックで働くスタッフに身につけて欲しいスキルとしてテクニカルスキル以外に、ヒューマンスキルとコンセプチュアルスキルについてお伝えしましたが、次にこの2つのスキルについて書きます。

ヒューマンスキルは社会に出てから学ぶものではない！

まず、所謂「当たり前のことが当たり前に出来る力」であるヒューマンスキルですが、はっきり言ってこの力は社会人になってから磨くものではなく学生時代、もっと言えば幼少期から身につけるものです。

プロフェッショナルを社会人、アマチュアを学生と位置づけるなら、学生は学校にとっては学費を払ってくれるお客様でもあるので、挨拶や返事が出来なくてもそこまで問題視されないかも知れません。一方、社会人は学生と違ってむしろ自身が労働することで、その対価としてお金を頂く立場です。経営者からすればお金を支払う立場にも関わらず、社会人になる前に習得しておくべきヒューマンスキルの事柄について指摘をしなければならないなんて、苦痛以外の何物でもありません。

とは言え、多くの社会人が様々な人からの指摘・叱責により気づき、成長してきました。もちろん私もそのようにして、今の私があります。

そう考えますと、ヒューマンスキルに関する事柄で許される指摘の回数は一度、とても優しく見積もって二度です。

提出期日が設定されているレポートの提出をつい忘れてしまい、院長先生やリーダースタッフから「次は気を付けるように」と指摘を受けたとしたら、今後同じことがあってはいけません。そしてそれが二度続くと「あなた、こんな簡単なことを出来ないのですか？」と確実に評価が下がります。

しかし、身も蓋もない言い方をすれば、ヒューマンスキルに関する事柄を指摘せずに済む人材を採用することが最も楽で確実です。

「採用で医院経営の半分は決まる」と言っても過言ではありませんが、本書は採用がメインテーマではありませんので割愛します。

JCOPY 498-14804

弊社には採用に関する商品もありますので、ぜひ弊社ＨＰをご一読頂ければ幸いです。

伝道師になるためにコンセプチュアルスキルを磨こう！

次にコンセプチュアルスキルですが、これは特にリーダースタッフは強化する必要があります。どうすれば強まるかと言いますと、まずは院長先生が、

- なぜ医師になったのか
- なぜこの診療科目を選んだのか
- なぜ開業しようと思ったのか
- なぜこの場所で開業したのか
- なぜこの日に開業したのか
- 開業したばかりの時の医院の様子
- 開業して嬉しかったこと
- 開業して辛かったこと

などに加えて、特に以下の項目が重要ですが、

- なぜこの医院理念にしたのか
- 自院で働くスタッフにされて嬉しいこと
- 自院で働くスタッフにされて嫌なこと

これを繰り返し伝え続けることが大切です。

この「繰り返し伝え続ける」というのが重要です。私も「一回言えば分かるだろう」と、つい思ってしまうのですが、理念や診療に対する思いなどの精神的な内容は、むしろ1回で伝わることの方が稀ですので、何度も何度も繰り返し伝え、何年も同じメッセージを聞いているベテランスタッフが「院長先生、また言ってる」と思う位、伝え続けることが大切なのです。

「リーダースタッフは院長先生の伝道師であるが、まずは院長先生が伝道者でなければ伝道師を育成出来ない」と前述しましたが、リーダースタッフ育成のためには「なぜこの医院理念にしたのか」「自院で働くスタッフにされて嬉しいこと」「自院で働くスタッフにされて嫌なこと」を伝え続けることが大切です。

JCOPY 498-14804

RULE 4

リーダースタッフほど、身軽になる

リーダーとして機能していないスタッフほど、業務を抱える傾向にあります。自分でやった方が早いと思っていたり、人に任せることが苦手であるなど、理由は様々ですが、要するに他のスタッフに業務を移譲出来ないのです。

これはリーダー手当をお支払いしている院長先生にとっては「あなたにはリーダーとしての役割を期待したからこそリーダー手当を支払っているのだから、それはあなたの業務ではない！」と思われていることでしょう。

しかし本書は院長先生も読まれていると思いますので、院長先生へのアドバイスですが、リーダースタッフを任命する上で不可欠なことは、

- リーダーに依頼したい具体的な業務内容
- リーダーにどのようなことを期待しているか
- リーダーにどのようなことは控えて欲しいか

など、リーダースタッフに対しての院長先生の思いを出来るだけ詳細に該当スタッフにお伝えし、リーダーに任命した上で、リーダー手当をお支払いするということです。

リーダースタッフが機能していない多くの医院の原因がこれと言っても過言ではありません。くれぐれもご注意下さい。

「ある日突然院長に呼ばれて『これからリーダーとして頑張って欲しい』と言われたんですが、一体リーダーって何をすれば良いんでしょうか?」と相談を受けたことは、1度や2度ではありません。

前述したように、リーダースタッフとは「院長先生の伝道師」ですが、伝道師を育成するためには、まず院長先生が伝道者であることが必須です。

JCOPY 498-14804

「性格です」は逃げです！

そして、話をリーダースタッフであるあなたに戻しますが、あなたは常に「これはリーダースタッフがやることか？」を自問自答し、「いや、これは私でなくても出来るな」と思うことは、どんどん任せていきましょう。

「自分がやった方が早い」とは、教えることを怠けているだけですし、「元々人に任せるのが苦手な性格で……」とは、厳しい言い方をすれば「素の自分で仕事をしている人の方が少なく、誰もが演じています。〝性格です〟というのは都合が良い逃げ口上です」となります。

しかしこれに関することで一点注意点があります。いくら「自分でやらなくて良いことを任せるのがリーダーの役目だ」と言っても、任せるだけ任せて、自分は怠けているのは言語道断です。

「受付は死ぬほど忙しいのに、スタッフルームでパソコンに向かって何かやってるのは、どうかと思います」という類の不満は、意外に多いです。

とは言え、あなたは院長先生から依頼があった業務をやっているのかも知れませんので、その際は「先生から頼まれた○○をスタッフルームでやってるので、診療が忙しくなったら遠慮なく声を掛けて下さい」と、事前にスタッフに伝えたり、呼びに来なかったとしても、呼びに行けないほど激務に追われているか、呼ぶのを遠慮している可能性もありますので、こまめに様子を見に行く配慮は必要です。

リーダーに不可欠なコミュニケーション力

そこで「どうですか？　大丈夫ですか？」と、声を掛けてあげるだけでも、スタッフの印象は全く違います。こういう配慮をしないで、別室で院長先生とリーダースタッフ、あるいはリーダースタッフ同士で話していたり、笑い声が聞こえてくると「普段偉そうなことを言っているくせに！」とスタッフが不信感を持ちますので、くれぐれもご注意下さい。

「忙しい」とは「心を亡くす」と書く程、気持ちに余裕が無くなります。

あなたが院長先生から頼まれたことをインターネットで検索している姿を見て、スタッフは「こんなに忙しい時にネットで遊んでいる」と思うほど、忙しい時は追い込まれているの

JCOPY 498-14804

です。

「これを言ったら相手はどう思うか?」「このように振る舞ったら相手はどう思うか?」を考え、ポジティブな感情を与えそうならやる、ネガティブな感情を与えそうならやらないということが、特にリーダーには求められますし、それこそがリーダーに不可欠な「コミュニケーション力」であると私は考えます。

RULE 5

リーダースタッフほど、感情をコントロールする

「○○さん（リーダースタッフ）は、出勤してきた時の様子ですぐに『あぁ、今日は機嫌が悪いな』と分かります」と、これまで多くのスタッフから個人面談で耳にしました。

リーダースタッフも人間ですから、感情のアップダウンがあるのは仕方ないですが、**リーダー手当を頂いているのでしたら、なおさらリーダーとしての振る舞いが求められます。感情のコントロールは特にリーダースタッフには大切**です。

前述の朝の挨拶も、もしその日は体調が優れないのでしたら「今日は朝から調子悪くて。心配させてすみません」と、他のスタッフに声を掛けることが大切ですし、もし「心配させたくないから、こういうことは言いたくない」ということでしたら、最初からスタッフに

JCOPY 498-14804

「あれ、元気ないな」「機嫌悪いな。怒ってるのかな」と思わせないように振る舞うことが大切です。

印象は相手が決めるもの

「私は感情を表に出してしまう方だから、注意が必要だ」と思っているリーダースタッフが、感情のコントロールを意識するのはもちろんですが、「私は感情を表に出さない」と思っているリーダースタッフも注意が必要です。

プロの世界はいつだって相手からの評価が全てです。例えとして適切ではないかも知れませんが、イチローさんが現役時代に「僕なりに頑張ったんですけどね」などと記者に言ったのを見たことがありません。むしろ、「僕が頑張っているかどうかなんて、応援に来てくれているお客さんが判断してくれれば良い」という考えだったのではないでしょうか。プロフェッショナルな人ほど「自分の評価は相手が決めるもの」という思いが強いです。

感情を出す・出さないについても「私は感情を表に出さない方だと思います」と言っているリーダースタッフが、周囲から「いやいや、あなたは思いっきり感情が態度に出てますよ」と思われていることは、案外少なくありません。

自分と他人のギャップを生まないためにお勧めなのが、「院長先生に〝先生、私は感情を態度に出す方ですか？出さない方ですか？〟と尋ねる」という方法です。

「何も院長に聞かなくても、自分以外のスタッフだったら誰でも良いのでは？」と思うかも知れませんが、リーダーという肩書はあなたが思っている以上に影響力があり、そんなリーダースタッフから「私って感情を態度に出すように見える？」などと聞かれても、「はい。態度に出ますね」とは答えません。

この質問は思っていることをハッキリ言ってくれる人に聞かないと意味がなく、リーダースタッフにとってそれは院長先生以外にいません。

一方、親御さんやパートナー、親しい方などに聞くのも一つの方法ではありますが、仕事とプライベートでキャラクターが異なる人もいます（私も割とこのタイプです）ので「職場において感情を表に出すか否か」という観点では、適切な評価が得られないかも知れません。

感情を表現するのは悪ではない

ただし一概に「感情を表に出すのが悪である」ということではありません。換言すれば、感情を出さないのが良いということではないということです。

どちらかと言えば感情を表に出さない院長先生の下で働くスタッフと個人面談を実施した際、「院長先生が何を考えているのか分からないです。もっとご自身の考えを言って欲しいです」と、ご相談を受けたことはかなりあります。

私が考える、リーダースタッフが怒りや悲しみなどのネガティブな感情を表に出して良い時は、「スタッフが医院理念や院長先生の思いに反する言動をした時」です。むしろ院長先生や医院のことを真剣に考えていればいるほど、それに反した言動をしたスタッフがいれば怒りや悲しみの感情が湧いてくるのではないでしょうか。

それが元々表に出やすいリーダースタッフであれば、わざわざ改めて言葉や態度にしなくてもスタッフに伝わるでしょうし、表に出にくいリーダースタッフは、その日の終礼や翌日の朝礼、ミーティングなどの機会に「こういう言動は慎んで欲しい」と、しっかり思いを言葉にすることが大切です。

と言いますか、それが言葉や態度で表現出来ないのであればスタッフは気づきませんし、そうなると院長先生の立場からすれば、「リーダーとしての役目を果たしてくれないあなたに、リーダー手当を支払う必要があるのか？」という気持ちにさせてしまうことでしょう。

RULE 6

リーダースタッフほど、デジタルに強くなれ！

ここでの「デジタルに強くなる」には2つの意味があります。

1つは「パソコンスキルを上げる」です。

クリニックでも先生が口頭で言う文章をタイピング入力して紹介状にしたり、勤務シフトをエクセルで作ったり、院内の掲示物をワードで作ったり、先生の隣で診察内容を入力するクラーク（シュライバーと表現する場合もあります）業務があったり等、職種に限らずパソコンに触れる機会が増えてきました。

この流れの中で、不可欠なのは「ブラインドタッチが出来ること」です。ブラインドタッチとはキーボードを見ないで入力することです。

「クリニックの課題ベスト3」に入ると言っても過言ではないのは「患者さんの待ち時間が長い」ですが、来院患者数を大きく減らすことしか、すぐに大きく待ち時間を短縮するという方法はありません。しかし医療機関の使命という意味でも、スタッフの雇用を維持するという意味でも、そもそも来院患者数を大きく減らすという選択肢自体がないのです。

ではどうすれば良いのかと言いますと、一つひとつの細かい動作を可能な限り減らすということです。ブラインドタッチもそれに該当し、単語や文章を打つ際、いちいちキーボードを見ながら、かつ、人差し指しか使わずに入力するのと、キーボードを見ることなく人差し指以外の指でも入力するのでは、進行スピードが全く違います。

その他、具体的な待ち時間対策については拙著『なぜあのクリニックは待ち時間があっても満足度が高いのか？　待ち時間対策24の手法』（中外医学社）を読んで頂ければと思いますが、待ち時間対策とはこのようなスタッフ一人ひとりの細かい業務のスピードアップや改善などによって実現することの方が多いのです。

というわけでブラインドタッチの習得は必須ですが、そのためには自分のパソコンを持っていることが大切です。「あなたはご自身のパソコンを持っていますか？」と、コンサルティングやスタッフ向けセミナーで聞くことがありますが、中には「家族みんなで使っています」というスタッフもいます。現実的にそのような形でパソコンがあったとしても、そのスタッフが使う機会はほとんどないのではないでしょうか。

余談ですが、スタッフに「家族みんなで使っているパソコンがあります」と言われた際〝パソコン〟とはパーソナル（個人の）・コンピュータの略であり、ご家族みんなで使われているのでしたら、それはファミリー（家族の）・コンピュータ、つまりファミコンじゃないですか」というギャグは、以前はややウケてましたが、今では「ファミコンって何ですか？」と真顔で返されることもあり「私も年を取ったのだな……」と思わずにはいられません。

閑話休題。

ワードやエクセルなどの基本的なソフトが入っていて、インターネットに繋がって色々調べることが出来ればよい程度のパソコンであれば、今は10万円を下回るものもあります。もちろん10万円という金額を軽視している訳ではありませんが、今後一生仕事をすることを考えれば、これからデジタル化がどんどん進む時代の中でパソコンスキルを上げることは、医療従事者に関係なくすべての社会人に必須ですし、そのために10万円を投資すると考えれば、これは決して高くありません。

「パソコンスキルが低い」とは、つまり「社会人としてのスキルが低い」ということと同じ意味です。あなた自身という商品が、長い間プロの世界で必要とされ続けるために、あなた個人のパソコンを買い、1日15分でも良いのでブラインドタッチの練習をするということは、とても大事です。

「デジタルに強くなる」の2つめの意味は……

次に「デジタルに強くなる」の2つめの意味は「ITリテラシーを上げる」ということです。ちなみにITリテラシーとは「通信・ネットワーク・セキュリティなど、ITにひもづく要素を理解する能力、使いこなしてビジネスに活かす能力」を指します。

ITリテラシーに関する具体的な事例をお伝えします。

前提として、クリニックにおけるＩＴリテラシーを活かす先には、事務作業やオペレーションの省力円滑化や、集患への活用があることを意識していなければなりません。その上で、ある日のミーティングで、院長先生から

「先日参加したクリニック経営に関するセミナーで、講師から、『ホームページに院長だけでなく、スタッフの写真も掲載することで応募者が増える』という話を聴いたので、ぜひ当院でも実施したいと思います。それにあたり、２週間後の○○月○○日に集合写真と職種毎の写真撮影をします。なお、コロナ禍とは言え、近距離で喋り合う動画を撮るわけではなく、笑顔の静止画を撮るのですから、撮影の際はマスクを外すだけでなく、出来るだけ歯を見せたステキな笑顔でお願い致します」

という説明があったとしましょう。

まず言っておきますと、ここまで詳細に写真撮影について語る院長先生はわずかです。多くの場合には「○○月○○日に集合写真を撮ります」という説明だけです。かなり前の話になりますが、コンサルティングにお伺いした当日、お昼休みに突然「今から集合写真を撮りますので集まって下さい」と、三脚にセットした一眼レフカメラで集合写真を撮った先生もいます。そんな際でも、院長先生の発言や行動を踏まえ、ＩＴリテラシーが高いと「集患戦略だな」とピンとくるはずです。

少なくとも前述のような詳細なご説明が先生からあったのでしたら、リーダースタッフであるあなたには、開口一番「はい、わかりました」という態度が求められます。

ここで最悪なのが、複数のスタッフがいる前で、「先生、みんなは写真は撮りたくないと思います」と意見することです。厳しいかも知れませんが、私はこれをした時点でリーダーという肩書も、それに伴うリーダー手当も失って仕方なしと思います。その理由は大きく3つあります。

① 経営者の意向に反旗を翻している

本書で何度も繰り返していますが、クリニックにおけるリーダースタッフに最も求められるのは、「院長先生の伝道師」です。言葉や表現足らずの院長先生の思いを詳細に伝えるのがリーダースタッフの役目であるのに、ここでは院長先生の経営戦略について反対しているのです。

ここでもし院長先生が、「良い人財を採用するのはクリニックが発展する上で非常に大切で、それが実現する可能性が上がる取組みとして笑顔の集合写真を撮影・掲載することだと

JCOPY 498-14804

学びました。これに反対するのであれば、どうすれば良い人財を採用出来るか、具体的なアイディアを出して下さい」と言ったなら、あなたはそれに明確に回答する必要があり、それが出来ないのであれば反対するのは非常に良くないです。

思えばこのようなリーダースタッフが、後に経営者である院長先生の思いと違うことを次々と言い出す労働組合委員長みたいな、リーダースタッフの最も良くない手本のようになるのです。

② 個別で言えば良いものを、複数のスタッフの前で言っている

これは前にも書きましたが、院長先生も人間です。時には間違えることもあるでしょうし、「え？　それはどうなんですかね」という言動があるかも知れません。その際には他のスタッフの前ではなく、後に院長室のドアを叩き、「先生、ちょっとお話よろしいですか？」と、院長先生にだけお話すれば良いのです。

まるで他のスタッフを煽るかのように、複数のスタッフの前で反対意見を口にするのは、前述の通り労働組合委員長になってしまう可能性があります。くれぐれもご注意下さい。

③ 何の根拠も無く「みんな」と表現している

私の経験に伴う印象では、例えば、「みんなが大変と言ってます」と言うスタッフの「みんな」とは、「スタッフ全員」という意味ではなく、その人を含めそれなりに影響力がある（もちろん悪い意味です）スタッフ1～2名が、たまたま影響力と声が大きいということにより「みんな」となっていることが大半です。

実際、私もコンサルティングの面談で何度かこの「みんな」と耳にし、「みんなとは全員ですか？　誰と誰と誰かを教えて下さい」と返答した際、「えっと……」と答えに詰まってしまうことが少なくありません。

しかし、私は外部スタッフだからこそ冷静にこのように尋ねられますが、もし弊社のスタッフが「みんな大変って言ってます」と言ってきたら冷静さを失ってしまうかも知れません。それだけ、「みんなが……」というネガティブワードは院長先生の心を乱すのです。リーダースタッフがそんなことをしては百害あって一利なしと言う以外ありません。

やや長くなりましたが、この「自院に合った応募者を増やすために、ホームページのトッ

プページに院長先生とスタッフの笑顔の集合写真を載せる」のほか、

- 自院に合った応募者を増やすためにホームページの「求人」のページに「当院に勤務する先輩スタッフの声」という項目を作り、各スタッフの顔写真・氏名・感想文を掲載する
- クリニックの情報をいち早く、より多くの患者さんに伝えるため、クリニックの公式LINEを開設する

などの取組みを「それ良いですね！ ぜひやりましょう！」と快諾する姿勢を「ITリテラシーを上げる」と指します。

また、前述したような写真撮影の目的につき、院長先生から説明がない場合には、リスク管理の観点から、その場では補足的に撮影の目的や狙いをスタッフに伝え、院長先生には後で、お一人でいる際にスタッフに説明しないことのリスクを伝えるといったことがITリテラシーが高いリーダーに求められることではないでしょうか。

以上、「デジタルに強くなれ！」をお伝えしましたが、不思議なもので、デジタルに強い院長先生やリーダースタッフが勤務する医院にはデジタルに強いスタッフが集まるものです。

RULE 7 リーダースタッフほど、聴き上手に！

具体的なリーダー業務については、第2章で各リーダースタッフからお伝え頂きますが、私が考える「リーダースタッフ業務に不可欠なこと」は「スタッフとの定期的な面談」です。

面談は悩んでいることや困っていることを聴くだけでなく、リーダースタッフから見て「もっとこうした方が良いこと」や「リーダースタッフから見て、そのスタッフの素晴らしい点」などを伝える時間でもあります。

これは定期的なコンサルティングにお伺いしているクライアント様の例ですが、毎月のスタッフ様との面談は私が担当させて頂き、そこでは前述した「悩んでいることや困っていること」に加え、「そのスタッフから見ての自院の改善点」をお聴きしたり、「自院の公式

ＬＩＮＥの登録者数がなかなか増えないのですが、どうすれば良いですか？」といったスタッフ様からのご質問に、他のクライアント様の取組み例などをお伝えしています。

一方、リーダースタッフのメイン業務はやはり診療ですし、院長先生から個別に依頼されている業務も多々ありますので、毎月スタッフとの面談を実施することは難しく、だからこそ毎月の面談は私（コンサルタント）が担当させて頂き、**リーダースタッフとスタッフの面談は現実的に３カ月に１回程度が限度**です。

思えば、多くのクリニックでは半年に１回、院長先生による賞与面談を実施しているため、その間に３カ月に１度、リーダースタッフがスタッフ面談出来ていれば、なかなか良いペースと言えます。

これは院長先生がスタッフと面談する際も同様ですが、スタッフ面談を実施する上で最も大切なことは、「スタッフが〝○○さん（リーダースタッフであるあなたのことです）が、私の話をしっかり聴いてくれた〟と感じること」です。無論「スタッフが」とありますので、あなたが「私なりにちゃんと聴いている」自己評価するのは意味がありません。

これはあなたが女性であることを前提に書きますが、一般的に「男性は解決脳、女性は共感脳がそれぞれ発達している」と言われていますので、現実的に男性である院長先生よりもあなたの方が、スタッフ面談において「ちゃんと話を聴いてくれた」とスタッフから感じてもらいやすいと思います。

聴き方には2種類ある！

話の聴き方には、「オープンポジション」と「クローズドポジション」があり、前傾姿勢でうなずきながら聴くのが前者、腕や脚を組みながら話し手を見ないで聴くような姿勢が後者です。つまり、「私の話をしっかり聴いてくれている」と話し手が感じる聴き方が「オープンポジション」、「この人、全然私の話を聴いてくれてないな」と話し手が感じる聴き方が「クローズドポジション」です。

スタッフ面談をリーダースタッフが実施するにあたってやってしまいがちな「クローズドポジション」は、「話し手が話し終わっていないのに被せてしまう」ということです。

概ね「私の話を聴いて欲しい」という願望は男性よりも女性の方が強いと推察され、それに反する行動である「話を遮る」を繰り返してしまうと、「○○さん、私の話を聴いてくれ

JCOPY 498-14804

ないんだ。だったら話しても意味がないな」、「○○さんは話を聴いてくれないから面談は嫌だ」と思わせてしまいます。くれぐれもご注意下さい。

ただ聴けば良い訳じゃない！

リーダースタッフにおけるスタッフ面談は、ただ悩みや困っていることを聴くのではなく、リーダースタッフから見て、そのスタッフの仕事の素晴らしい点やもっと成長出来る点を伝えることである、と前述しましたが、これが成立するためには、やはりこれも前述しましたが、リーダースタッフ自身が仕事が出来て、スタッフから認められているということが前提です。

仕事の覚えが悪かったり、何度も同じミスを繰り返すリーダースタッフに「あなたはこういう点が素晴らしいね」と言われても、「あなたはもっとこういう点を伸ばした方が良いと思う」と言われても、どちらにしても「○○さんには言われたくない」と思わせてしまいます。

どんな仕事もそうですが、高い技術と豊富な知識、それに伴う経験の積み重ねによって、一流のプロフェッショナルと言えます。仕事の出来、不出来はどうしても個人差がありますが、もしあなたが「私は決して仕事が出来る方ではない」思うのでしたら、なおさら人一倍の努力が必要です。

しかしこれも前述しましたが、医療機関の業務の大半が「作業」です。それはつまり、「どうすればもっと上達するか？」、「どうすれば同じミスを次は繰り返さないか」を常に自問自答しながら診療業務に携わるだけでなく、診療時間外に勉強、練習を繰り返すことによって、必ずや一流になれると確信しています。

第2章

クリニックで働く
リーダースタッフに大切なこと

text

愛知県稲沢市ご開業
おおこうち内科クリニック

管理栄養士
加藤　有加里

Q 2021年9月現在、入社歴を教えて下さい。

A 2014年7月に入職しました。2021年9月現在、勤続7年2カ月です。

Q 自院にご入社したきっかけを教えて下さい。

A 大学を卒業してからは、商社で経理事務の仕事をしていましたが、持病の潰瘍性大腸炎の悪化をきっかけに、医療の仕事に興味を持つようになり、管理栄養士として働きたいと思うようになりました。それからは、9年間勤務した会社を辞めて、再び大学へ通い、国家試験を経て管理栄養士になりました。

卒業後は管理栄養士として働くことができる場所はないか探していました。ハローワークにも行ったりしましたが、なかなか希望のところが見つからず、インターネットでひたすら検索をしていたら、おおこうち内科クリニックが見つかりました。家から近かったこともあり、クリニックの存在は何となく知っていたのですが、ホームページを見ると、とても内容が充実していて、この地域では珍しいと感じました。早速、メールを送ってみると速攻で返事が来て、面接を受けることになり、おおこうち内科クリニックのスタッフとして働くことになりました。

Q 役職名（チーフ、リーダー、主任など）がありましたら教えて下さい。

A 現在、管理栄養士の「リーダー」をしております。

Q ご入社から何年で現在の役職に就かれましたか？

A 入社後約1年半でリーダーとなりました。ただ、はっきりリーダーと任命された覚えはなく、何となくリーダーとなったような気がします。まだ当時は、リーダー職などはっきりとした役割が院内で決まっていなかったのも原因の1つだと思います。現在は、きちんとリーダー職というものができて、リーダー同士で集まり、ミーティングなどを行うようになりました。

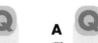

Q その役職の業務を出来るだけ具体的に教えて下さい。

A はっきりと業務は決まっていませんが、通常の管理栄養士と医療事務の仕事に加え、リーダーミーティングへの参加、スタッフの採用面接、医師採用の補助、当院の見学受付、糖尿病教室運営、インフルエンザワクチン管理、外部業者さんとのやりとり、クリニック運営に関する外部セミナーへの参加、また現在は新型コロナウイルス感染症関連の補助金申請などを行っています。

また、リーダーの役割として、院長の想いや考えをスタッフに伝えるということがあります。直接、院長からスタッフへお話をするということも大事ですが、リーダーが院長の伝えたいことをかみ砕いて分かりやすい言葉にし、伝えるということも必要だと思います。

Q 現在の役職としてお仕事をされる中で、大変だったこと、苦しかったこと、辛かったことなどを出来るだけ具体的に教えて下さい。

A 通常の業務に加えて、リーダーの業務が増えていったことで、どのように時間管理をしたら良いか難しく感じるようになりました。提出物や申請物などが、締切ギリギリになってしまうことがあります。もともと時間管理が得意ではなく、昔から夏休みの宿題は8月31日に泣きながらやっているようなタイプでした。時間管理を行いながら仕事を進めているスタッフもいるので、見習いながら私も試行錯誤している途中です。

Q 現在の役職としてお仕事をされる中で、嬉しかったことを出来るだけ具体的に教えて下さい。

A スタッフの皆から、ありがとうや、お疲れ様という言葉をもらえることが私のやりがいにつながっています。ある時、私が体調を崩し、仕事を休みがちになった時期がありました。その時、周りのスタッフは私の仕事をカバーしてくれて、しっかり休むように言ってくれました。とても忙しい時期で、大変だったろうに嫌な顔ひとつせず、休ませてくれました。本当に良い仲間に囲まれていると感じました。これはもちろん思いやりのあるスタッフだからであると同時に、従業員満足度（ＥＳ）が満たされているから、まわりのことも気遣う気持ちが生まれてくるのではないかと思いました。私は、ＥＳが向上すればクリニック全体の雰囲気につながり、それがＣＳにもつながっていくと思っています。スタッフが働きやすい職場、そして成長できる職場をどうしたら作れるのか、よく考えています。

その答えは、ただクリニックの中でいるだけでは出てきません。他のクリニックの方と交流したり、勉強会に参加したりすることで、ヒントが得られると思います。またそういった場に参加することで、新たな出会いも得られ、私自身も刺激を受けることが出来ていると思います。

Q 現在の役職としてお仕事をされる中で参考になった本のタイトル、著者名、出版社名を教えて下さい。

A 『一瞬で判断する力』（若田光一・日本実業出版・２０１６年）

Q あなたが理想とされるリーダーはどんな人ですか？「〇〇な人」というイメージでも良いですし、歴史上の人物や芸能人、映画やドラマの登場人物、マンガのキャラクターでも構いませんので教えて下さい。また、その人物を挙げた理由も出来るだけ具体的に教えて下さい。

A 緒方貞子さんです。文化の異なる世界中から集まった人たちをまとめ、国連難民高等弁務官として務められました。緊急時に何が最優先されるのか常に考え、多くの難民を救ってきました。その決断力とともに、小さな意見にも耳を傾けること、実際に現場に足を運ぶ行動力、すべてにおいて尊敬しています。民族、宗教、文化の違いを越えて、援助するというのは、並大抵のことではありません。そこにあるのは、「人命を救う」という強い信念だと思います。その信念とともに強力なリーダーシップを発揮され、多く

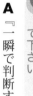

の人たちと難民問題に取り組んでいました。

クリニックにおいても、大小さまざまな問題が起こります。その中で、優先順位を考え解決に導くことが必要です。自分だけの考えに偏らず、傾聴を心掛けようと思っています。

Q 本書をお読みの院長先生に、「リーダースタッフを任せるスタッフ様にこのような関わり方をお願いします」など、アドバイスがありましたら、お願い致します。

A リーダースタッフに何か仕事をやってほしいと考えるなら、権限を委譲し、ある程度本人に任せることだと思います。院長先生方はとても優秀な方たちばかりなので、スタッフのスピードややり方に満足できないこともあるかもしれません。ただ、そこは任せた以上見守っていただけたらと思います。スタッフは信頼されていると感じると、さらにやる気が出てきます。そのやる気を摘まないようにしていただけたらと思います。

Q 本書をお読みの現在リーダースタッフとしてお仕事をされている方や、これからリーダースタッフとしてお仕事をされる方にアドバイスがありましたらお願い致します。

A リーダースタッフの方にお伝えしたいことは、すべてを抱え込まないことだと思います。

まわりに頼ることは悪いことではありません。クリニックの仕事はチームで動いています。まず自分で考えてみて、どうしても解決できないことは誰かに相談しても良いと思います。事実はひとつでも、解釈は100人いれば100通りあります。自分以外の誰かに相談することで、自分だけでは思いつかなかったような解決策が見つかるかもしれません。

一方で、他の人よりも何倍も努力しようとする気持ちも必要だと思います。リーダーを経験し、努力することで、自分自身も成長出来ます。元々完璧な人間なんて存在しません。私もたくさんの失敗をしてきました。今でもうまくいかず悩むことがあります。

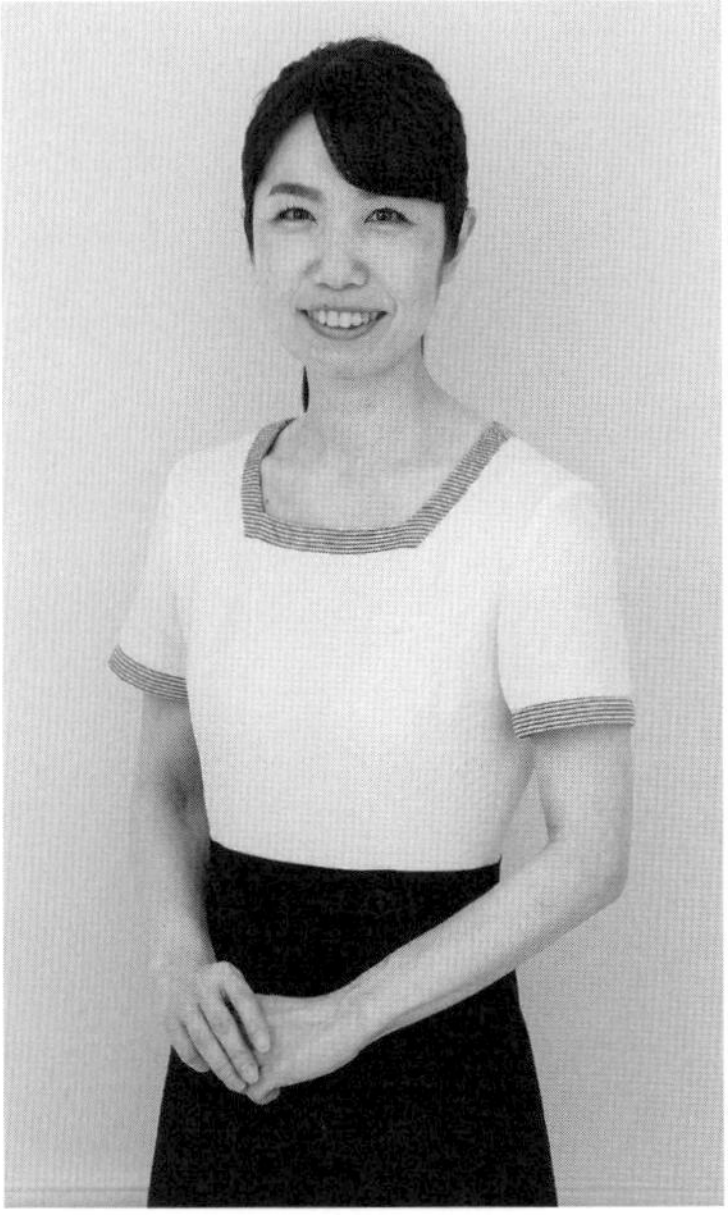

しかし、悩むということはまだまだ伸びしろがあるということ。たくさん悩んで、努力して、行動出来たら、きっとまわりの人たちも応援してくれると思います。そして、仕事の進捗状況は常に報告することも大切です。

Thanks!! リーダー × 院長

Q【加藤さんから大河内先生へ】大河内先生の素晴らしいところ、魅力的なところを教えて下さい。

A 私たちスタッフの提案に対してNOと言わないところだと思います。それは私たちのことを信頼して任せてくれているということだと思います。ある時、ホームページ用のスタッフ写真をプロのカメラマンに撮ってもらってはどうかと提案したことがありました。ホームページでは何年も前に撮った写真がずっと使われていたからです。採用の入口として、ホームページの写真はクリニックのイメージを作る大事なものとなります。よい人財を得るためにも、現在在籍しているスタッフの笑顔で働く姿が必要だと思い、提案しました。その時、提案に対しすぐに賛成して下さり、カメラマンの選定、金額交渉、日程調整まですべてを任せてもらいました。また、スタッフの成長のサポートもたくさんして下さいます。セミナーや学会の参加費も出してもらっています。そして、院長自身も絶えず勉強や挑戦をしているところが魅力だと思います。挑戦を続けている姿を見ていると、私たちももっと頑張ろうという気持ちになりますし、自分も何か新しいことが出来るんじゃないかと思うようになりました。院長の普段の行動がきっとスタッフたちにも自信を与えてくれているのだと思います。

Q 【大河内先生から加藤さんへ】加藤さんの素晴らしいところ、魅力的なところを教えて下さい。

A 加藤さんは、管理栄養士業務に加えて、ホームページの動画管理や写真撮影、当院へ見学に訪れるクリニックとのやり取り、パソコン使用の効率化対策、助成金申請など、期待を超える質の高い仕事をこなしてくれています。彼女の好きな名言、「何かを始めるのに遅すぎることはない！」を有言実行し、人一倍努力してきたからこそ、出版という長年の夢を勝ち取ったのだと思います。

医院データ

■医　院　名：医療法人大河内会　おおこうち内科クリニック
■医院住所：愛知県稲沢市祖父江町桜方上切6-7
■診療科目：内科・内分泌・消化器内科
■開　業　日：2012年10月23日
■開業年数：9年目
■各職種のスタッフ数：看護師6名、臨床検査技師3名、医療事務3名、管理栄養士4名
（2021年3月現在）

神奈川県藤沢市ご開業

湘南台はた眼科

検査スタッフ
本多　有希子

Q ２０２１年９月現在、入社歴を教えて下さい。

A ２０１４年１月にパートとして入社、２０１８年10月より正社員として勤務しています。入社歴は合わせて７年８カ月になります。

Q 自院にご入社したきっかけを教えて下さい。

A パート募集の求人誌を見て、前職（眼鏡店勤務）のスキルが活かせる仕事ができるのではないかと思い、応募しました。ただ、当時は正社員としてフルタイムで仕事をすることは考えていませんでした。

Q 役職名（チーフ、リーダー、主任など）がありましたら教えて下さい。

A 特に役職名はありませんが、リーダースタッフ（幹部スタッフ）という認識でいます。

Q ご入社から何年で現在の役職に就かれましたか？

A パートから正社員になるときに院長から幹部スタッフの一員として支えてほしいという旨の話がありました。それが入社5年目ということになります。

Q その役職の業務を出来るだけ具体的に教えて下さい。

A 月に2回、院長と幹部スタッフで、理想のクリニックを目指して現在の改善点についてのミーティングを行い、運営に携わっています。その中でも採用全般と何か問題を抱えているスタッフの個人面談を主に担当しています。

診療中は円滑に診察が進むよう全体を見ながらスタッフのポジションや時間配分など指示を出します。

Q 現在の役職としてお仕事をされる中で、大変だったこと、苦しかったこと、辛かったことなどを出来るだけ具体的に教えて下さい。

A 当院はパートスタッフが7割を占めています。パートスタッフでも正社員と同じマインドでレベルの高い仕事をしてもらえるかというのは常に重要課題です。例えば、仕事はできるけれども協調性がなく、仲間の悪口ばかりを言う人が一人でもいるとたちまちに雰囲気が悪くなってしまいます。そういうスタッフにはそのつど注意し、何度も面談を繰り返し行いました。一人に対してかなりの時間と労力をかけなければならず、他のスタッフのストレスにもなり、通常業務にも影響がでます。そういう経験を経て、採用の見直しを図ったり、各種マニュアルを作成したり工夫するようになりました。少数精鋭での運営は必須なので、人材の確保と教育、そして皆が同じ方向を向いているか、常に意思疎通が図れているかということに気を使います。

Q 現在の役職としてお仕事をされる中で、嬉しかったことを出来るだけ具体的に教えて下さい。

A 何よりも院長の「自分を支えてくれているのは幹部スタッフのおかげです」という言葉は励みになりますし、院長が嬉しそうにしている姿は私だけでなくスタッフ一同嬉しいと思います。そしてスタッフ個々の成長があり、当院が目指すチームに近づいていることにやりがいを感じます。

当院では年に一度、キッズドクターのイベントを開催しています。スタッフが一丸となって取り組んだイベントが成功し、今までにない達成感や一体感を得られた時はとても嬉しく思いました。今一緒に働いているパートスタッフは3年以上在籍している人が多いので、阿吽の呼吸で仕事ができるようになっており、こちらから指示を出さなくても自ら考えて行動してくれます。このイベントもパートスタッフ主導で企画、実行していますので、非常に頼もしく感じていますし、一緒に働けることを嬉しく思っています。

Q 現在の役職としてお仕事をされる中で参考になった本のタイトル、著者名、出版社名を教えて下さい。

A
・前田 はるみ『トップも知らない星野リゾート「フラットな組織文化」で社員が勝手に動き出す』(PHP研究所・2018年)
・西村 貴好『結果を引き出す 大人のほめ言葉』(同文舘出版・2017年)
・阿比留 眞二『最高のリーダーは、チームの仕事をシンプルにする』(三笠書房・2016年)
・上阪 徹『サイバーエージェント 突き抜けたリーダーが育つしくみ』(日本能率協

会マネジメントセンター・2020年）
・仲山 達也『今いるメンバーで「大金星」を挙げるチームの法則「ジャイアントキリング」の流儀』（講談社・2012年）
・澤田 秀雄『運をつかむ技術：18年間赤字のハウステンボスを1年で黒字化した秘密』（小学館・2012年）
・近藤 俊太郎『女の人を怒らせない技術 マンガでよくわかる女性とのコミュニケーションの鉄則』（ダイヤモンド社・2019年）

Q あなたが理想とされるリーダーはどんな人ですか？「○○な人」というイメージでも良いですし、歴史上の人物や芸能人、映画やドラマの登場人物、マンガのキャラクターでも構いませんので教えて下さい。また、その人物を挙げた理由も出来るだけ具体的に教えて下さい。

A 常に冷静な判断力と強い実行力があり、人間味のある人です。

仕事ができるということはもちろんですが、まず人としてどうかということに重きを感じています。人格者でなければやはり人はついてこないと思います。

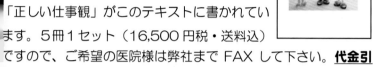

Q 本書をお読みの院長先生に「リーダースタッフを任せるスタッフ様にこのような関わり方をお願いします」など、アドバイスがありましたらお願い致します。

A 何か困ったことが起きた時に一人で抱え込まずにリーダースタッフには話をしてほしいと思います。リーダーとなるような素質を持ったスタッフであれば、アンテナも高いですし、院長先生の気持ちを汲んでくれるはずです。少ない言葉でもきちんと伝えれば粋に感じてくれると思いますし、任せられるところは全面的に任せて院長は院長にしかできない仕事に集中することがクリニックのためになると思います。

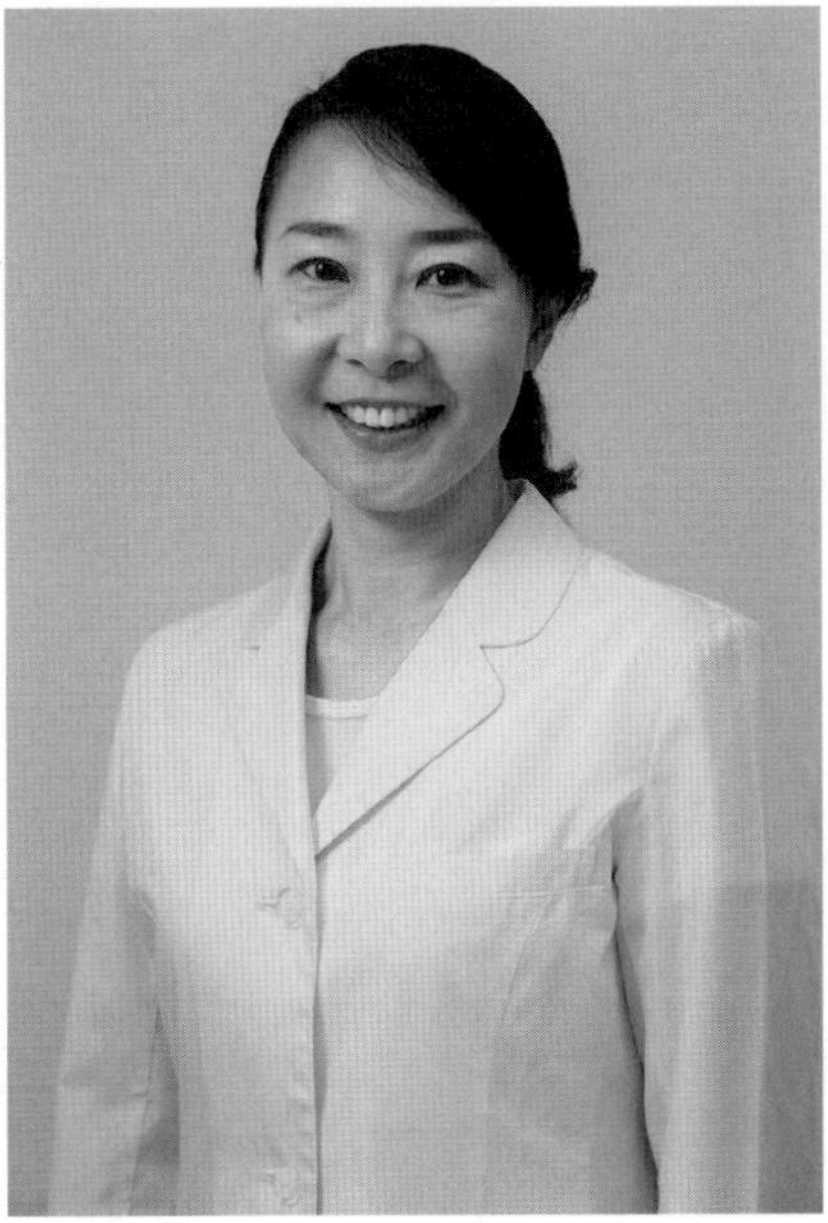

Q 本書をお読みの現在リーダースタッフとしてお仕事をされている方や、これからリーダースタッフとしてお仕事をされる方にアドバイスがありましたらお願い致します。

A 常に自分の立ち居振る舞いが見られていることや、自分の言動一つひとつがクリニックに及ぼす影響が大きいことを自覚することはとても重要なことだと思います。すべてのスタッフの手本となる存在でもあるので、仕事はもちろんのこと、人間的にも成長していける努力もしなくてはいけません。そのためには安定したメンタルとセルフコントロールも大切ではないかと感じています。最初からすべてはうまくいかないので、試行錯誤しながら自分なりのリーダー像を構築していってほしいと思います。自分がどこまで出来るのかまずは楽しんでやってみて下さい。人生の中でこの経験は必ず糧となると思います。

Thanks!! リーダー × 院長

Q 【本多さんから秦先生へ】秦先生の素晴らしいところ、魅力的なところを教えて下さい。

A 院長の患者様への対応は非常に慎重で丁寧です。どんなに混んでいても診察は慌てず、患者様に合わせた対応が出来、患者様が不安になるような言い方をしないところが素晴らしいと思います。

院長は小児眼科を得意としていますので、当院はお子さんの患者様が多く来院されます。当然嫌がって泣いてしまったりぐずってしまうお子さんも多いのですが、どんな時も院長自ら笑顔であやしながら手際よく対応するところはさすがです。我々スタッフに対しても個々の性格やそれぞれの家庭の事情など細かいところまで気を配ってくれます。

そして何より、クリニックのことやスタッフのことなど院長として考えることはたくさんあり、診療時間も長いので体力的にしんどいこともあると思いますが、疲れたと言う言葉は聞いたことがありません。どんなことがあっても落ち着いて冷静に判断出来るところも素晴らしいと思います。

Q 【秦先生から本多さんへ】本多さんの素晴らしいところ、魅力的なところを教えて下さい。

A 理想のスタッフとは、「常に院長と同じ目線で考え、行動してくれる人」だと思います。本多さんはクリニックの公式ＬＩＮＥの登録案内を作ったり、「院長にインタビューするので、その想いをスタッフに周知してはどうか」などと提案してくれたり、いつも院長目線で動いてくれていると感じます。そのため、まさに「人財」として信頼しています。

医院データ

■医 院 名：医療法人社団淳友会 湘南台はた眼科
■医院住所：神奈川県藤沢市湘南台1－4－2 ピノスビル4F
■診療科目：眼科
■開 業 日：2007年6月1日
■開業年数：15年目
■各職種のスタッフ数：医師1名 スタッフ17名
（医師1名 事務長2名 検査担当2名 受付12名 事務1名）

愛知県名古屋市ご開業

田辺眼科クリニック

視能訓練士
浅野　亮子

Q 2021年9月現在、入社歴を教えて下さい。

A 2004年4月21日、オープニングスタッフとして入社しました。

Q 自院にご入社したきっかけを教えて下さい。

A 当時勤務していた病院の眼科医長だった田辺先生が開業されることになったことです。

視能訓練士になる前にはOLをしており、その時も仕事にやりがいはあったのですが、27歳を過ぎ、30代を意識するようになってから、この仕事を長く続けるのは体力的に難しいかもしれないと思い始めました。これが他の仕事に目を向けるようになったきっかけです。

「今より外部の人と接する仕事がいい」という希望を持ちつつ、資格を取ろうと思い、立ち寄った本屋さんで『医療福祉系の資格』という本に出会いました。大袈裟かも知れませんが、今、視能訓練士の仕事が出来ているのは、この本との出会いがあったからです。

「資格を取ったら、家から通える職場を探す」と家族と約束していましたので、愛知県の病院に就職しました。ところがこの病院を一年で辞めてしまいました。ある疾患の患者様が多くいらっしゃる病院で、視能訓練士になりたての私は幅広く経験しなくてはと焦っていたからです。

次に入職した病院から、当院の院長である田辺先生と一緒にお仕事させて頂いています。

Q 役職名（チーフ、リーダー、主任など）がありましたら教えて下さい。

A 田辺院長からは、マネージャーと言われています。マネージャーという言葉は、リーダーとともによく聞く言葉ですが、一般にマネージャーって何をする人だろう？ リーダーと何が違うんだろう？　説明できませんでした。

以前セミナーを受講したとき、『リーダーって？』の問いに、〝Leader〟の語にかけて、役割やなすべきことを教えて頂いたことがあります。具体的には「L」LISTEN【聞く】、「E」EXPLAIN【説明する】、「A」ASSIST【助ける】【援助】、「D」DISCUSS【話し合う】【討議する】、「E」EVALUATE【評価する】、「R」RESPONSE【応答する】でした。このとき、リーダーにはいろいろな役割があるんだなと理解しました。さらに調べてみると、リーダーとは自ら先頭に立って進むべき道を示す存在とあり、それに対してマネージャーは、メンバーの一人ひとりが最高のパフォーマンスを発揮できるように支援する存在とありました。

Q　ご入社から何年で現在の役職に就かれましたか？

A　入職して10年が経った頃からです。開院当初は患者数が少なく、田辺院長も不安だったとのちに聞きましたが、おかげ様でたくさんの患者様にご来院いただけるようになりました。手術の件数も増え、往診にも行くようになり、院長は本当に多忙になりました。診察・手術・往診をした上に、クリニックの経営もスタッフの人事管理もされて、お休みの日には外部の勉強会に参加されていますので、本当に大変だと思います。そして、開院当初5人だったスタッフも20名を超えるようになりました。

Q その役職の業務を出来るだけ具体的に教えて下さい。

A 一番大切な業務は、院長の考えていることを理解し、信じることです。そして院長の考えに沿って、クリニック内の仕組み作りや新しい変化に対して、メンバーが前向きに行動できるようにすることです。

田辺院長が参加される勉強会にはほぼすべて一緒に参加しています。スタッフ向けではなく、医師が参加する勉強会や経営者が参加する勉強会にも可能なものは参加しています。医師や経営者の勉強会に参加することは、正直に言いますと、ハードルが高く勇気がいることでした。勇気を出して参加したことで、自分の知らないことを知ることや、知らない考え方に触れることが面白いと思えるようになりました。立場の違う方々と接することで、自分とは違う立場の方々の考えていることを知ることが出来、院長の立場に立って考えることも出来るようになったと思います。

ときに聞こえてくるスタッフの声の中に、院長の考えを誤解していると感じることがありまます。そんな時は、話を聞いて、院長の真意を伝えるようにしています。

もう一つは、スタッフが安心出来、働きやすい職場環境を作ることです。スタッフ一人ひとりが自分の得意や好きを活かした役割を持っていて、仕事が楽しいと感じ、成長し続けている、そんな組織は素敵だなぁと思っています。メンバーのことを理解することも必要です。

Q 現在の役職としてお仕事をされる中で、大変だったこと、苦しかったこと、辛かったことなどを出来るだけ具体的に教えて下さい。

A オープニングメンバーとして入職しましたので、勤務が長くなるにつれて、いろいろなお仕事を任せてもらえるようになりました。大変だったこと、苦しかったこと、辛かったことも細々あったと思うのですが、今改めて考えてみると、なぜか具体的に思い出せません。具体的に思い出せない……、「ん？　私は仕事に真摯に向き合ってこなかったということ？」と少々不安になりましたが、目の前の仕事に、自分なりに一生懸命取り組んできたつもりです。今当院で幸せに仕事が出来ているので、大変だったこと、苦しかったこと、辛かったこととの記憶が薄れているのだと思います。

以前の私はわがままで、まわりが見えていなくて、感謝の気持ちが足りていませんでした。当院でいろいろな取組みを行ってきて、多くの勉強会に参加させて頂き、いろいろな考え方を知ることが出来ました。当院の成長に引っ張られて、私自身も少しずつ少しずつ成長させて頂けたと思います。以前よりまわりに感謝出来るようになり、大変・苦しい・辛いと感じにくくなったように変化できたと思っています。

長く勤めていると、周りには結婚・出産して活躍するスタッフも増えてきます。スタッフの皆は、結婚して、子供もいて、仕事と家庭を両立させているスタッフの話に目を輝かせます。そういう場面に出会うと、「こういう女性が憧れの存在だよなー」と再認識します。私は独身なので、何か欠けているような気持ちになり、自信がなくなります。大変・苦しい・辛いとは感じていないのですが、ずっとどこかに欠けている自分を感じていました。あるとき「私は結婚もしていないし、子供もいないし……」という話をしたら、「ええやん、自分は自分」と言ってくれた人がいて、「私は私、自分に出来ることをするしかないな」と開き直りました。

私の自信のなさは、結婚していないからではなく、自分に出来ることを精一杯していないところからきていると思います。心を込めて仕事に取り組み、自分を磨き続け、成長し続ける人でありたいと思います。

Q 現在の役職としてお仕事をされる中で、嬉しかったことを出来るだけ具体的に教えて下さい。

A オープニングから勤務させて頂いていますが、クリニックが毎年成長出来ていると実感出来ることが一番嬉しいです。

中でもミーティングのやり方を改善して、普段皆が考えていることや困っていることを出し合って、話し合えるようになったことは大きいです。これからもっともっと意見を出し合って、私たちもクリニックも成長出来るように歩んでいきたいです。

Q 現在の役職としてお仕事をされる中で参考になった本のタイトル、著者名、出版社名を教えて下さい。

A 喜多川泰さんの本です。その中でも特に感動した言葉が綴られている作品が『One World みんなが誰かを幸せにしているこの世界』（サンマーク出版・2014年）です。

JCOPY 498-14804

Q あなたが理想とされるリーダーはどんな人ですか？「○○な人」というイメージでも良いですし、歴史上の人物や芸能人、映画やドラマの登場人物、マンガのキャラクターでも構いませんので教えて下さい。また、その人物を挙げた理由も出来るだけ具体的に教えて下さい。

A 謙虚で感謝できる人です。

以前、「あなたの食料自給率は何パーセントですか？」と質問されたことがあります。考えてみたら私の食料自給率は0パーセントでした。お米もお肉もお魚もお野菜もすべて自分では栽培も飼育もしておらず、誰かが作ってくださったものです。そんな食事を頂くときに「いただきます」ときちんと感謝して食事をしていたかというと感謝出来ていませんでした。私が生きている、生活している、仕事をしていることは、どれも自分だけでは成り立たないのだから常に感謝出来る人でありたいと思います。

Q 本書をお読みの院長先生に「リーダースタッフを任せるスタッフ様にこのような関わり方をお願いします」など、アドバイスがありましたらお願い致します。

A 私が院長によく言われる言葉に「相手は困っているから頼んでいるんじゃないの？」があります。

自信がなく、頼まれたことをしない方向に考えている時にかけられる言葉です。そして、「自信がないなら出来るように努力すればいいんじゃないの」と続きます。私には無理と思っていても院長からの声かけで、いつも頑張らざるを得ない環境に置かれます。この環境が私にとってはとてもありがたいです。院長はいつも勇気を持ってチャレンジする場を与えてくれます。

また、院長が参加する勉強会はほぼ一緒に参加させてもらえています。ドクターや経営者が主な参加メンバーだったりすると、しり込みしてしまうのですが、一緒に参加させていただけると、前にも述べましたが自分と違った立場の考えに触れることができます。院長はたくさん学んでいて、たくさんの情報に触れていて、先を見て考えて行動されているので、院長のお話や、やろうとしていることが理解できないこともありますが、一緒に勉強会に参加して、院長のお話を聞く機会が増えていくと、院長が考えていることが自然と理解しやすくなります。知らず知らずのうちに頑張れる環境に置いてもらえていて、本当に恵まれた環境に感謝しています。

Q 本書をお読みの現在リーダースタッフとしてお仕事をされている方や、これからリーダースタッフとしてお仕事をされる方にアドバイスがありましたらお願い致します。

A 自分にはまだ……という気持ちがあっても、積極的にチャレンジして頂きたいと思います。不安なことやしんどそうなことから逃げたい気持ちは誰にでもあると思いますが、やって後悔することよりも、やらなくて後悔することのほうが圧倒的に多いと思います。また、チャンスはいつでもあるわけではないと思います。自信がなく、もう少し自分が成長してからやろうと思っても、その時にはチャンスが巡ってこないかもしれません。

用心しすぎて安全な道を進んでいくと、苦しいこともない代わりに嬉しいことにも巡り合えないのかなと思います。不安な気持ちはいったん棚上げして、やってみることが大切だし、そのほうが後悔しないと思います。私は、ＯＬをしていましたが、ＯＬを辞めて学校に行き、今は視能訓練士として仕事をしています。不安はありましたが、会社を辞めて学校に行って、大好きな仕事に出会えて、本当に良かったと思っています。

仕事をしていると、良いことばかりではなく、大変だと感じることもありますし、失敗することもあります。皆同じような悩みを抱えていると思います。だから、ネガティブな気持ちに執着せず、今感謝出来ることを思い浮かべてみると良いと思います。

私の場合は、素敵なメンバーと仕事をさせてもらえて幸せだなぁとか、セミナーに参加させてもらえて恵まれているなぁとか、おいしいお弁当をいただけて幸せだなぁとか、そう考えると、気持ちがやわらかくなって、エネルギーも湧いてきます。

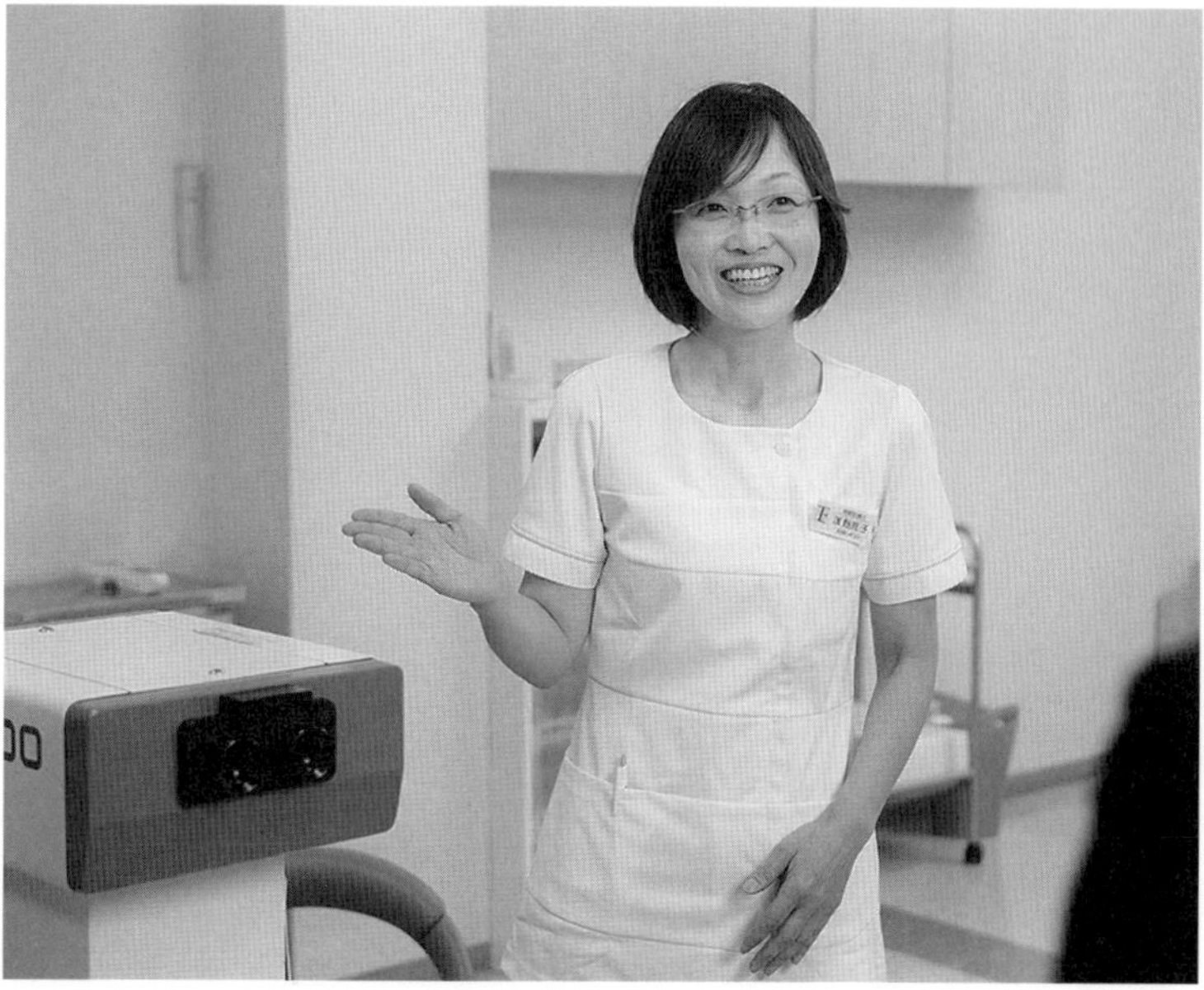

そして、困ったら一人でがんばらなくて大丈夫です。まわりの人に素直に困っていますと言うと、必ず話を聞いてくれる人や助けてくれる人がいると思います。

「働くとは、自分の時間を誰かの喜びにかえること」、前述でご紹介した喜多川泰さんの言葉ですが、この言葉に出会った時、感動して嬉しい気持ちになったことを今でもよく覚えています。みんなで誰かが喜ぶことをしあい、笑顔とありがとうでいっぱいの素敵なクリニックが増えていく光景を想像すると楽しくなります。失敗することもあると思いますが、先生も仲間もいるはず、勇気を出してチャレンジ!! これを繰り返して自分の力をみんなのために使えたら素敵だなと思います。

Thanks!! リーダー×院長

Q 【浅野さんから田辺先生へ】田辺先生の素晴らしいところ、魅力的なところを教えて下さい。

A 田辺先生はいつも「他の人のために自分に何が出来るか?」を考え、徹底されています。具体的には、当院では長年「眼科キッザニア（子供のための職業体験）」を開催しておりますが、初めて開催した当時から「どうしたらお子様だけでなく、同行された親御様にも喜んで頂けるか?」を考えておられます。田辺先生はスタッフに対しても、とても親身です。他県より入職するスタッフには、クリニック近辺の物件を調べて下さったり、病院受診をする際には病院を紹介して下さったり、いつも他の人のためにできることを自然にしている田辺先生の姿を間近で拝見しています。

Q【田辺先生から浅野さんへ】浅野さんの素晴らしいところ、魅力的なところを教えて下さい。

A 浅野さんとは20年以上一緒に働いていますが、僕の考えをすべて理解してくれているため、どんな時でも阿吽の呼吸で仕事をしてくれます。誰に対しても親切で、その人柄から実習生の信頼も厚く毎年新卒採用が出来ているのも浅野さんのおかげです。これからも、浅野さんらしく患者さんやスタッフの為に一緒に頑張ってくれることを期待しています。いつもありがとう！

医院データ

■医院名：医療法人社団大樹会　田辺眼科クリニック
■医院住所：愛知県名古屋市昭和区円上町24－18
■診療科目：眼科
■開業日：2004年4月21日
■開業年数：18年目
■各職種のスタッフ数：コンシェルジュ9名、看護師4名、視能訓練士7名

大阪府堺市ご開業
まつだ消化器糖尿病クリニック

看護師
井上　雅子

Q 2021年9月現在、入社歴を教えて下さい。

A 1999年から2009年まで大学病院で外来・病棟勤務し、2011年から2016年まで他のクリニック勤務を経た後、2017年5月に当クリニック開院時に入社し、4年勤務しています。

Q 自院にご入社したきっかけを教えて下さい。

A 以前は大学病院で外科系の病棟で勤務していました。ライフスタイルの変化で退職しました。入院する前の患者様のサポートや早期発見のサポートを通して、身近に患者様と関わりたいという気持ちが強く、クリニック勤務に変更しました。ただ、前職のクリニックでは1日の外来患者数が多く、患者様をさばくことが中心で本来、自分自身が行いたかった看護との間に相違があり退職しました。現在のクリニックに入社しようと思ったきっかけは、自分が生まれ育った地域で地域医療に貢献したい、内視鏡経験もあり、スキルを活かせるのではと思い応募しました。一緒に働く人には人生で3回すでに会ったことがあると本で読んだことがあります。今まで誰にも言ったことがないですが、求人応募に載っていた院長・副院長の写真を見て、どこかで会ったような想いと縁を感じました。

Q 役職名（チーフ、リーダー、主任など）がありましたら教えて下さい。

A 看護師リーダーです。

Q ご入社何年で現在の役職に就かれましたか？

A 2018年4月からで、入社約1年後にリーダーを任されました。

Q その役職の業務を出来るだけ具体的に教えて下さい。

A クリニック全体の把握をし、患者様や家族の状態の情報共有を看護師スタッフや医師、

JCOPY 498-14804

栄養士に行い、連携を図ります。

患者様のニーズを満たすため、安全に過ごしてもらえるよう調整します。看護師同士のまとめ役として、コミュニケーションを図り、円滑に業務ができるように調整も行っています。医師からの指示や報告を看護師スタッフへ伝達、看護師で出た意見を拾い、医師へ報告します。新人看護師への指導、看護師スタッフと面談、スタッフそれぞれの目標を達成するためのフォロー、繁忙時の看護業務采配やスタッフが迷ったときに一緒に考えて導きます。勤務シフト作成と月に1回リーダー会（必要時は適宜）も行います。

Q 現在の役職としてお仕事をされる中で、大変だったこと、苦しかったこと、辛かったことなどを出来るだけ具体的に教えて下さい。

A リーダーを任されてあまり経っていない頃、すべて完璧に出来て当たり前なのがリーダーであるという理想像があり、責任感が強すぎてしまい、自分で自分の首を絞めていたと思います。失敗すると私はリーダーなのにしっかりしないといけないという気持ちが強く、落ち込んでしまい、モチベーションが下がったため、大きな失敗ではないがヒヤリハットするような失敗をするということを繰り返していました。なかなか誰にも頼ることが出来ず、リーダーとしての重圧や、リーダーとしての行動が出来ていないと自分自身を否定している想いを誰にもぶつけることが出来ずにいました。結果、ため込んでしまい院長・副院長の面談でようやく吐き出し、泣き崩れたことがあります。その後は、思っていることは院長・副院長にぶつけるようにしたことと、完璧じゃなくても、何かにぶち当たっても、一緒に考えてくれる人がいると気持ちを切り替えることが出来ています。

またスタッフが悩んでいることを院長・副院長から聞くことがあり、知らなかったとショックを受けることがありました。私には言えなかったのか、言いにくかったのか、言わなくてもよいと思ったのかどれかはわかりません。これを受けて看護師ミーティングをするようにしたところ、コミュニケーション不足だったのか、今では日々スタッフそれぞれに声をかけて変化に気づくようにすることで、何かあった時には相談してくれていると思います。

Q 現在の役職としてお仕事をされる中で、嬉しかったことを出来るだけ具体的に教えて下さい。

A 開院時からいる看護師スタッフは私だけですが、現在看護師は私も含め5人います。リーダーになった頃からはスタッフが増えても退職者はいません。看護師チームとしてうまくまとまっているのかなと嬉しく思い、日々過ごしています。「このメンバーで、このクリニックで働けて良かった」、「リーダーとして見守ってくれている」、「周りを見て調整をしてくれていることで安心して仕事ができています」と直接言われると、チームとしてうまくいっているし信頼してもらっているという自信に繋がりました。

これから先、スタッフがライフスタイルの変化や、個人の目標達成によってクリニックを卒業することもあるかもしれないですが、その時は全力で応援したいと思います。

Q 現在の役職としてお仕事をしていかれる中でご参考になった本のタイトル、著者名、出版社名を教えて下さい。

A
・長尾 彰『宇宙兄弟「完璧なリーダー」は、もういらない』（学研プラス・2018年）
リーダーになって悩んでいるときに読み、まさに自分に当てはまっていると共感し、完璧ではなくていいと肩の荷を一旦下ろしてみようと思ったきっかけになった本でした。
・長尾 彰『宇宙兄弟 今いる仲間でうまくいく チームの話』（学研プラス・2019年）

Q あなたが理想とされるリーダーはどんな人ですか？「○○な人」というイメージでも良いですし、歴史上の人物や芸能人、映画やドラマの登場人物、マンガのキャラクターでも構いませんので教えて下さい。また、その人物を挙げた理由も出来るだけ具体的に教えて下さい。

A 自分らしくリーダーシップが発揮できる人、周りをよく見てメンバーが働きやすい環境を作ることが出来る人だと考えています。

もともと自分の中で、楽しくポジティブに目標に向かって仕事をすることを大切にしています。リーダーとしてもその想いは変わりません。リーダーとしてこうあるべき、というよりは自分らしくうまく周りを巻き込みながらリーダーシップを発揮したいと思っています。仕事をすることにおいて、責任感や信頼関係を作るなど誰しもが持っているが、積極的に発揮出来るかや内向的でなかなか思っていても発揮できないが周りに助けてもらいながら発揮出来るかなどそれぞれ違うと思います。いろいろな状況において、自分の強みを活かすことが出来、自分に足らないことや出来ないことがあったときには、メンバーに頼り任せることが出来るリーダーでありたいと思います。

自分自身では、積極的に意見や物事を進めていくタイプであると思っていますが、仕切ることはせずにメンバーの意見を聞き進めていくことを大切にしています。その時々でやり方も変更しないといけないので、自分らしさとは何かと思うこともありますが、意見することも聞くこともまとめていくことも、今自分に必要なことは何かを振り返り

JCOPY 498-14804

ながら状況に合わせてリーダーシップをとれるような人でありたいです。

メンバーの個々の能力を認識し、メンバーもリーダーに、リーダーもメンバーになって行動することが大切であり、個人をよく理解して働きやすいチームや環境を作ることで信頼してもらえるのだと思います。

Q 本書をお読みの院長先生に「リーダースタッフを任せるスタッフ様にこのような関わり方をお願いします」など、アドバイスがありましたらお願い致します。

A 「こんな理由でリーダーを任せるんだよ」、「こうしてもらいたい」、といった院長の求めていること、考えている内容をはじめに説明してもらうとリーダースタッフは安心します。また、完璧ではなくて良いこと、クリニックの目標を達成するためにどうしたらいいか一緒に考えていきたいことを伝えて頂きたいです。いつでも話してOKというウエルカムな姿勢、日頃から良いことも悪いことも含めて話せる良い関係でいてほしいと思います。

Q 本書をお読みの現在リーダースタッフとしてお仕事をされている方や、これからリーダースタッフとしてお仕事をされる方にアドバイスがありましたらお願い致します。

A うまくいかないこともあると思いますが、うまくいかない理由が必ずあるので、日々振り返ることは大切だと思います。良いことも悪いことも含めてフィードバックすることで、大きな問題に繋がりにくくなると思い、日々振り返ることを続けています。

完璧でなくていいです。「しなければいけない」という思いよりもクリニックのスタッフと「~したい」という気持ちを持って行動すること、そしてなぜするのかを明確にして進めていって下さい。任せることは大事ですが、任せっきりにしないで状況の確認など物事を一緒に進めて下さい。時には率先して行動することも必要かとは思います。しかし、あまり考えすぎると、余計にうまくいかないので、とにかくやってみようという気持ちでもいいかもしれません。そして、院長の思いを代弁、伝えることが重要です。

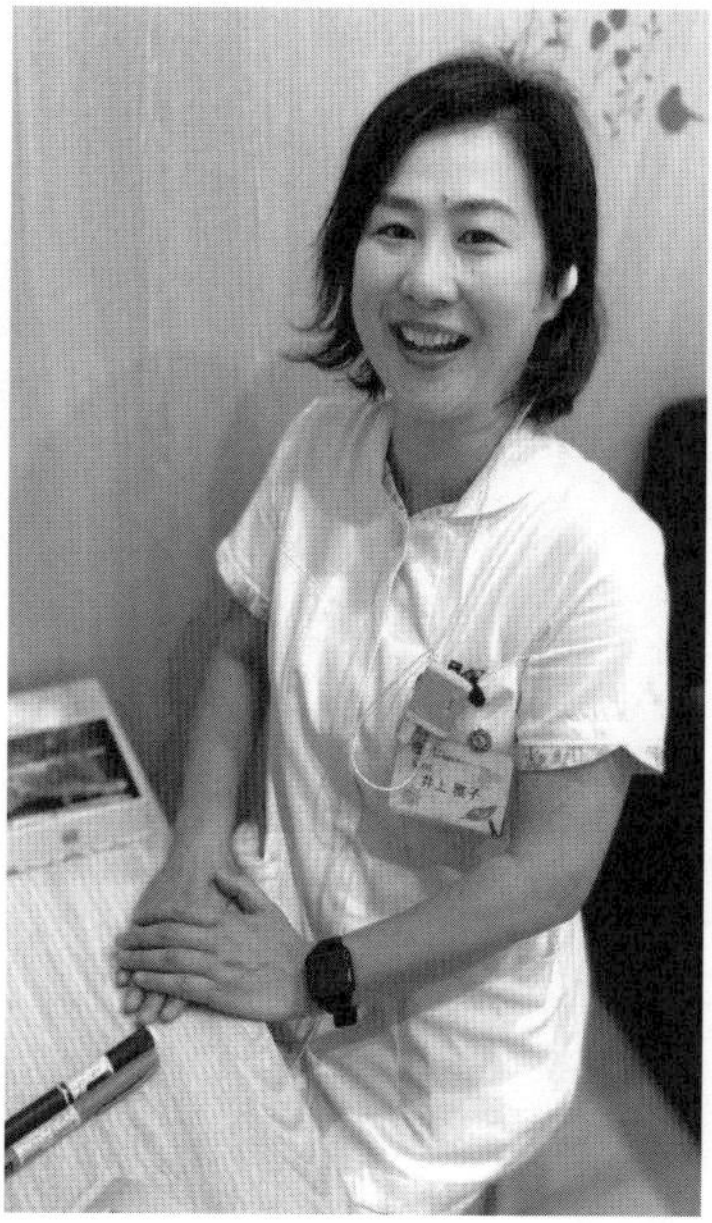

Thanks!! リーダー × 院長

Q 【井上さんから松田先生へ】松田先生の素晴らしいところ、魅力的なところを教えて下さい。

A
・スタッフ思いでいつも気に掛けて声をかけてくれて、話を聞いて下さるところです。厳しい時もありますが、いつも気さくで話しやすいです。クリニックのスタッフ同士仲が良く、風通しの良い職場であるのは院長の影響が大きいと思います。
・感謝の気持ち「ありがとう」をいつも言ってくれるところです。業務で困っていることや、自分では決められないことをすぐに相談できて、的確な指示を出して下さいます。スタッフ個人だけでなく、スタッフの家族を幸せにすることを大切にして下さっており、家族の事も相談しやすく心強いです。
・消化器内科医師業務と並行して院長の仕事をこなしながら、学会やセミナーなどにも参加、最先端の医療の内容や変化を情報共有してくれ、とても勉強熱心な所です。
・患者様想いで診療と関係ないことも相談に乗っていたり、患者様が家族のことを相談しても真剣に患者様の話を聞いて、不安や心配を少しでも和らげようとしてくれます。そのおかげか、時々診療時間がとっても長くなります。

Q 【松田先生から井上さんへ】井上さんの素晴らしいところ、魅力的なところを教えて下さい。

A 井上さんは、患者様想いのオールマイティーな看護師リーダーです。当院の専門分野に精通し、知識と思いやりに富んだ患者様への丁寧な説明は、聞いていて安心します。井上さんがいるからと当院に来院されるファン患者様も多いです。スキルと知識だけでなく、周囲に気遣える人間性が院長・副院長の伝道師として、頼れるリーダーとして活躍する秘訣でしょう。

医院データ

■医院名：医療法人博優会 まつだ消化器糖尿病クリニック
■医院住所：大阪府堺市北区宮本町2番地 村上ビル1階
■診療科目：内科 消化器内科 糖尿病 甲状腺 肥満治療 内分泌疾患
■開業日：2017年6月2日
■開業年数：5年目
■各職種のスタッフ数：医師2名 看護師5名 管理栄養士8名 院長秘書1名 診療検査技師1名

福岡県福岡市ご開業
やまだホワイトクリニック歯科

受付
佐藤　栄子

Q 2021年9月現在、入社歴を教えて下さい。

A 勤続11年3カ月になりました。

Q 自院にご入社したきっかけを教えて下さい。

A 自宅から近く、数軒の歯科医院に勤務してきた経験を踏まえ、外科をメインに行っている歯科医院に勤務したく考え、入社しました。

Q 役職名（チーフ、リーダー、主任など）がありましたら教えて下さい。

A マネージャーです。

Q ご入社から何年で現在の役職に就かれましたか？

A 入社3年目位にチーフとして3年働いた後、マネージャーになりました。

Q その役職の業務を出来るだけ具体的に教えて下さい。

A 一覧としてまとめると次のようになります。

スタッフ育成
面談（スタッフ、代診DR）
中堅スタッフ、幹部スタッフ育成　（月1回　勉強会、各面談）
チーフ、サブチーフのフォロー
年間業務、院内の業務提案
1、2カ月に1度の院長面談
新人スタッフのフォロー面談
院内セミナー、業者さんとの取引
育成カレンダー、シフト

採用（見学説明、一次面接、学校訪問）
スタッフへ理念の伝達教育を行う
医院の方向性（院長が行う医院経営）をしっかり伝えスタッフが同じ方向（考え方）を向くように考え方を伝える事
通常業務兼任（受付、アシスタント、TCとして初診カウンセリング、補綴コンサル、治療説明、見積り作成）
院長によるスタッフ面談前の申し送り
院長お休み管理、AP管理

Q 現在の役職としてお仕事をされる中で、大変だったこと、苦しかったこと、辛かったことなどを出来るだけ具体的に教えて下さい。

A マネージャーとは、人を介して成果を生み出していく、育成の部分に大きく関わります。スタッフからするとマネージャーである私のほうが出来るのになぜ行わないのか？と感じますので、役職の意味をスタッフに理解して頂くまでに数年かかりました。

また、私自身も自分が行った方が効率よくスムーズに出来る事をスタッフが行うのを見守り、成長をうながす関わりあいを持つことの難しさがありました。

Q 現在の役職としてお仕事をされる中で、嬉しかったことを出来るだけ具体的に教えて下さい。

A 一番はスタッフの成長です。考え方、捉え方が少しずつ変化し成長してくれる事、医院の成長へと貢献できる事も嬉しい事の一つです。

Q 現在の役職としてお仕事をされる中で参考になった本のタイトル、著者名、出版社名を教えて下さい。

A ウィリアム・グラッサー『グラッサー博士の選択理論』（アチーブメント出版・２００３年）

Q あなたが理想とされるリーダーはどんな人ですか？「○○な人」というイメージでも良いですし、歴史上の人物や芸能人、映画やドラマの登場人物、マンガのキャラクターでも構いませんので教えて下さい。また、その人物を挙げた理由も出来るだけ具体的に教えて下さい。

A 話すとパワーを貰える人、受容し相手を最大限引き出す事が出来る人です。

Q 本書をお読みの院長先生に「リーダースタッフを任せるスタッフ様にこのような関わり方をお願いします」など、アドバイスがありましたらお願い致します。

A スタッフ一人ひとりと向き合う時間（面談）を作って頂けると良いと思います。

院長先生が自分たちの事をどこまで考えてくれているのか伝わる面談にして頂くとさらに良いと思います。

スタッフがいる事で医院は成り立ちますし、また、医院がなければスタッフも仕事を失います。医院、スタッフのＷｉｎＷｉｎな関係を作り出すことを伝えて頂くと良いと思います。

また、医院のこと、院長先生のこと、スタッフのこと、そして大切なのが医院の理念をしっかりと理解し、院長の代わりにスタッフに伝える事が出来る事を、任せるスタッフに伝えていくようにして頂くと良いと思います。理念は医院の行動指針でもあります。まずは任せるスタッフが行える環境を院長先生が作り出すことも必要だと思います。指導者が理解出来ていないとなかなか信頼してもらえません。

指導者が育成する中で、マネジメント部分で悩みます。マネジメントをどう行うかについても先にお話していただくと良いと思います。

Q 本書をお読みの現在リーダースタッフとしてお仕事をされている方や、これからリーダースタッフとしてお仕事をされる方にアドバイスがありましたらお願い致します。

A スタッフリーダーには、自信をもっていただきたいと思います。自分にはまだ出来ないと思うのではなく、出来ない事を先生や先輩に指導して頂きながら行うことをお勧めし

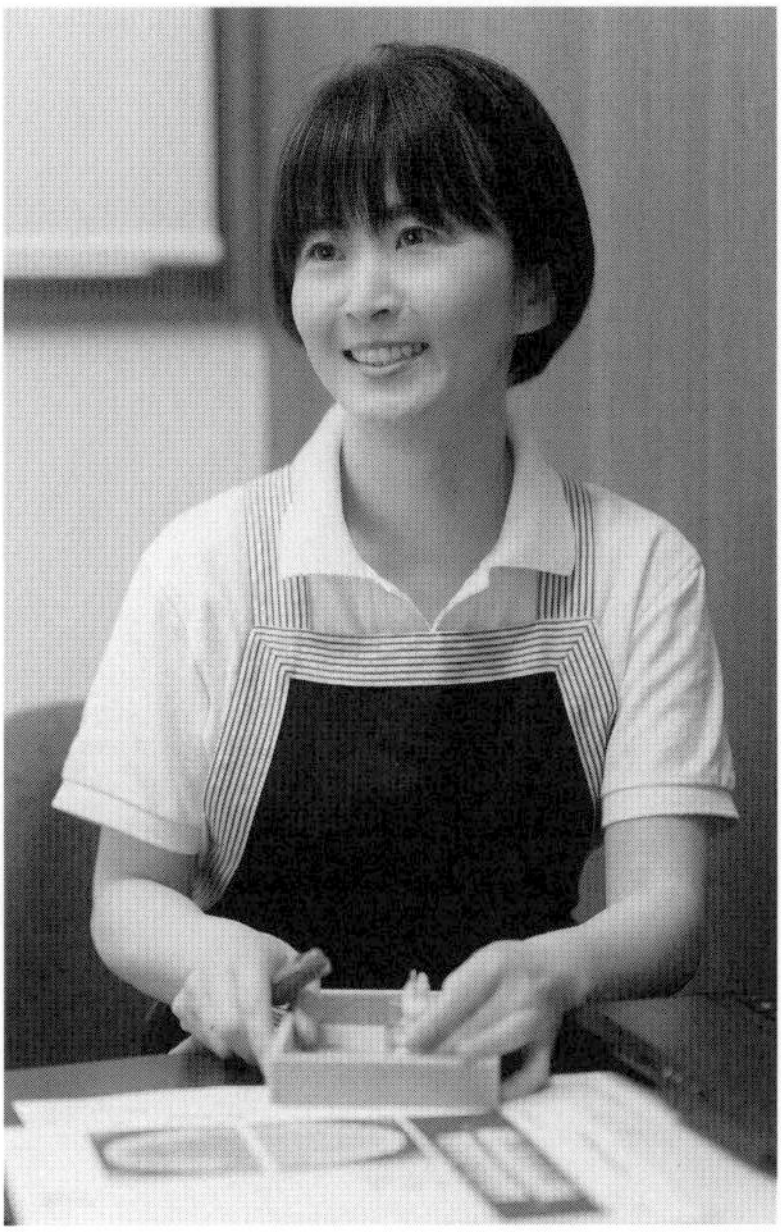

ます。自分の成長でスタッフさんも成長します。ぜひ、自分自身の成長も行えるセミナーに行かれることをお勧めします。また、何のために歯科医院で働いているか？を明確にしておく事も大切だと思います。リーダーとして発信、育成していく中で、沢山の悩みやわからない事が出てきます。その時に、何のために働いているのか？自分は何のために働いているという目的・目標がある事で、どうしていくことが最善の事なのかと考える事が出来ます。また、院長やスタッフさんはどうして行きたいのかも一緒に考えることもお勧めします。そして、出来るだけ、医院の事を把握することも大切だと

思います。

Thanks!! リーダー × 院長

Q 【佐藤さんから山田先生へ】山田先生の素晴らしいところ、魅力的なところを教えて下さい。

A まず、家族愛、スタッフ愛です。皆の幸せのために行動、発言してくれます。

次に、学び続けるところです。技術だけではなくマネジメント、自己成長のために常に学び続けています。院長自らが学び続けているので、スタッフもまた、学びを行うメンバーが多いと思います。院長だからと何もしないのではなく、掃除や準備、お通しまで何でもされ、医院全体のチームワークを考えてくれます。地域貢献、お世話になっている方への貢献もまたなされる方だと思います。

後は……鍛えた体でしょうか？　今後年齢を重ねていく中で自分自身の健康管理も徹底されていますのでそれもまた魅力だと思います！

Q【山田先生から佐藤さんへ】佐藤さんの素晴らしいところ、魅力的なところを教えて下さい。

A 佐藤さんは、スタッフへの愛情の注ぎ方が半端ないです。それも無償の愛です。いつも医院を楽しくするために一生懸命に働いてくれています。そして、院長の良き理解者でもあり、かつスタッフとの橋渡し役をしっかりと担ってくれています。当院のマネージメントがうまくいっているのは彼女のお陰です。これからも一緒に頑張っていきましょう。

医院データ

- 医　院　名：医療法人友知会 やまだホワイトクリニック歯科
- 医院住所：福岡県福岡市博多区古門戸町10-23
- 診療科目：一般　口腔外科　小児　矯正　審美　予防
- 開　業　日：2005年4月13日
- 開業年数：17年目
- 各職種のスタッフ数：歯科医師4名、歯科衛生士6名、歯科助手兼受付2名、受付専属1名、クリーンスタッフ1名

第3章

リーダースタッフに関するQ＆A

本章では「リーダーに相応しいのはどのようなスタッフなのか?」「どのような形で任命すれば良いのか?」「リーダーは同じスタッフが長期間やった方が良いのか、定期的に交代した方が良いのか?」など、コンサルティングの中で院長先生から頂くご質問と、その回答内容をまとめました。

第1章で記載している内容もありますが、改めてお伝えします。

Q　リーダーに任命出来るスタッフは、入社何年目からですか?

A　そのスタッフが優秀であっても、最短で入社1年は必要です。普通のスタッフであれば入社丸3年経っていれば決して早くはありません。

Q　リーダーに該当スタッフがいない場合、どうすれば良いですか?

A　まずは院長先生が「当院におけるリーダースタッフに求めることは?」について、「ミーティングや朝礼の司会」などの具体的な業務はもちろん「素直である」「行動が早い」「笑顔が良い」などの性質などを明確にすることです。これらを箇条書きにすることをお勧めします。その上で、現在のスタッフ様の中で「リーダーを任せてみようかな」と思うスタッフ様がいれば、箇条書きしたものを清書して該当スタッフ様に提示する流れが良いです。

一方、箇条書きにしてみても、適任スタッフが皆無である場合は、「院長先生のリーダーに求める基準があまりに高い」か、「スタッフの入替えを検討せざるを得ない程、組織が崩壊している」かだと考えます。前者の場合は奥様や娘さんなどのご家族か、ご友人の先生、あるいは外部のアドバイザーに意見を求め、後者の場合には、自院の採用システムの見直しが必要です。

Q 該当スタッフには、ある日突然伝えれば良いのですか？

A

良くないのは、本人すら知らされていない状況の中、朝礼やミーティングで、「今日から○○さんにリーダーやってもらいます」とアナウンスをしたり、このようなアナウンスもない中で、院長先生にとってイライラする出来事があった後、「○○さん、しっかりしないとダメだよ！　リーダーなんだから！」と叱責するような場合です。本書を手に取って下さった院長先生には大変レベルが低い例え話だったかも知れませんが、案外これに近い形でリーダースタッフを任命してしまうことがあります。ご注意下さい。

Q **リーダーに向いているのは、どのようなスタッフですか？**

A 「技術が高い」「豊富な知識がある」「優しさの中に厳しさがある」など挙げればキリがありませんが、絶対に外せないのは「素直さ」です。ここで言う素直さとは、「相手の意見や考えをまず受け入れ、出来るだけ早く行動に移す」ことを意味します。無論、素直さはリーダーである、なしに関わらず成長するために不可欠ですが、「リーダースタッフに不可欠な要素を一つだけ挙げよ」と言われれば「素直さです」と回答します。

あと大切なのは、「院長先生との相性」です。医院理念や院長先生の考え方に共感し、それを体現しようとする姿勢は不可欠ですが、極端に言えば性格は院長先生と真逆の方が良いです。例えば院長先生がエネルギーに溢れていて、どんどん実行していく性格の場合、リーダースタッフも同じであると、他のスタッフからすればどちらにも引っ張られるのでかなり疲弊します。院長先生とリーダースタッフが突っ走った後、ふと後ろを振り返ると誰もついてきていないということが起こり得ます。

ちなみに「誰もついてきていない」とは、

・院長先生やリーダースタッフのいない場所でマイナスな言葉を言い合う
・朝礼やミーティングなど全体の場面では、それなりに素直に振る舞うものの、院長先生やリーダースタッフが見えてないところでは、元々実践していた取組みを勝手に中止したり、楽なやり方でやろうとする
・本人が辞めるだけでなく、数人のスタッフを引き連れて辞める

などを指します。

本書の冒頭にスラムダンクの安西先生とキャプテンの赤木の例を出しましたが、安西先生も赤木も「ほっほっほっ」というキャラクターであれば組織は無法地帯と化すでしょうし、同様にどちらも赤木のような熱血（過ぎる）キャラクターであれば、部員は疲弊し、退部者が続出していたかも知れません

さらに言うと、スラムダンクには安西先生、赤木の他に副キャプテンの木暮（通称：メガネ君）がいますが、木暮は赤木が熱血であるのに対し、その赤木をフォローしつつも、部員達を温かく見守るキャラクターとして描かれています。

マンガの世界とは言え、湘北高校のバスケ部員はキャラクターが絶妙に異なったからこそ、王者・山王工業を撃破するチームになったと言えます。

話を医院に戻しますと、院長先生が口数が少なく、行動的でない性格の場合、リーダースタッフも同じですと、他のスタッフからすれば「院長もリーダーも何を考えているか分からないし、私達はどう行動したら良いか分からない」という状態になります。また、院長先生もリーダーもどちらも表面的には大人しいため、スタッフの中で(悪い意味で)口が上手く、扇動する能力に長けている者がいると、内部崩壊を起こすことにも繋がります。

また、院長先生が感情を表に出したり、自分の気持ちに共感して欲しいという思いが強い性格だとして、それがリーダースタッフもそうであると、例えばミーティングで「患者さん満足度を上げるために当院でどんなことに取り組むか?」というテーマで話し合っている際に、院長先生が「医療機関はどうしても薬品の匂いがするから、それを少しでも緩和するために待合室にアロマを炊くのはどうかな?」と提案した際、リーダースタッフが「良いですね～」と共感するのは良いのですが、「あと待合室に花を飾るのも良いよね(院長)」「わかります～(リーダー)」「ウォーターサーバーを置くだけじゃなくて、コーヒーや紅茶も選べると良いね(院長)」「あぁ～それも良いですね（リーダー）」というやり取りが延々と繰り返され、結局何も決まらないということが起こります。

このようなミーティングに参加する男性脳（語弊があるかも知れませんが）を持つスタッフは、「うちのミーティングは何も決まらないことが多い。わざわざ時間を費やしてやる意味があるのか？　こんなミーティングをする位なら、家に帰りたい」などと不満に感じることがあります。

院長先生とリーダースタッフの性格が同じ（近い）というのは、一見良いことのように感じますが、合えば合う程、他のスタッフとの兼ね合いを考えると良くないということがあります。

院長先生とリーダースタッフの性格を診断するためにお勧めなのが「類人猿診断」です。これは広島県や岡山県を中心に展開するスーパーマーケット「エブリィ」で導入していることが『ガイアの夜明け』『とくダネ！』など各種メディアが取り上げたことで話題になった手法です。ちなみに弊社では過去に東京と大阪で、「類人猿診断」を開発した株式会社ＹＰＹエデュケーションの代表をゲスト講師にお招きしたセミナーを開催したことがあり、当日ご参加頂いたお客様にご好評頂きました。

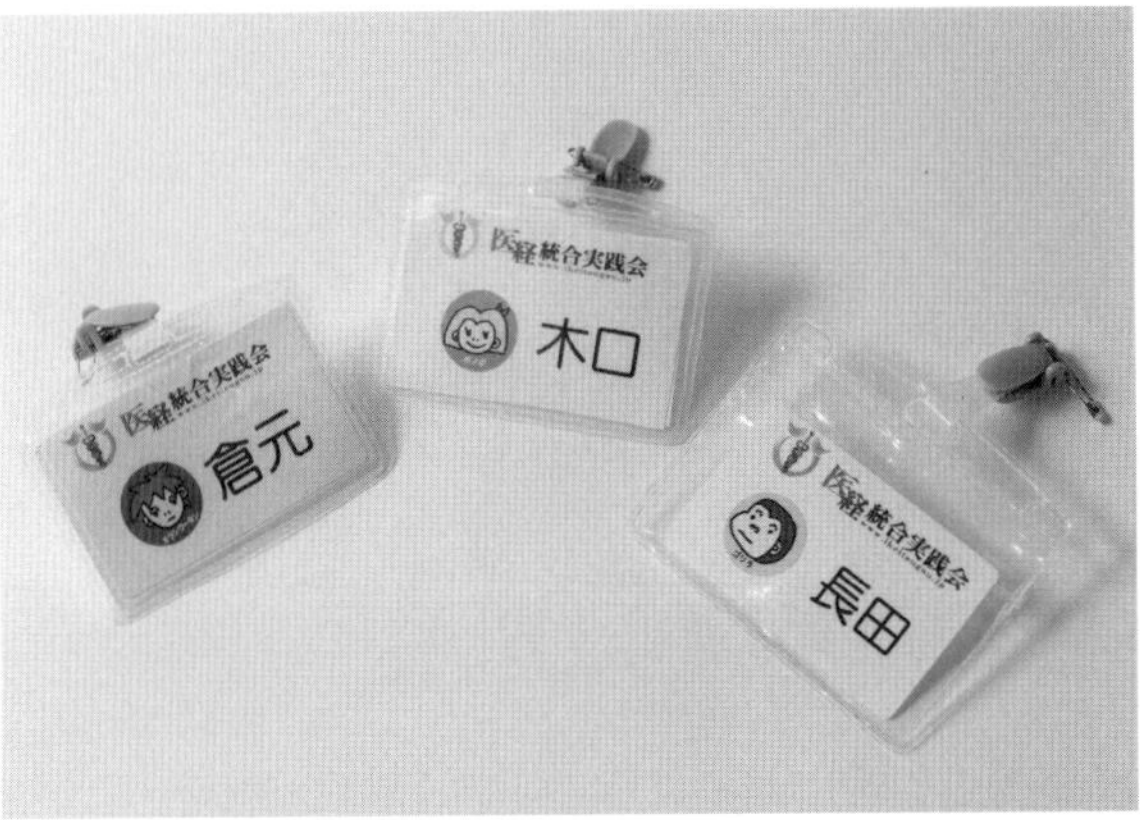

● 類人猿診断を活かした名札

● 類人猿診断QRコード

右上にあるQRコードをスマホで読み取ると類人猿を診断するページにアクセス出来ますので、よろしければご活用下さい。

ちなみに弊社のクライアント様の多くが類人猿診断をチーム活性化に取り入れています。弊社でもセミナー運営の際に上記のような名札を使っております。

Q リーダー業務に欠かせないことはありますか?

A 前述の通り、「院長先生の伝道師」と「定期的なスタッフ面談」です。

Q リーダー手当って必要ですか？ いくらが妥当ですか?

A 現実的にリーダースタッフに任命することで業務が増えますし、院長先生の思いや考えをリーダースタッフを通して他のスタッフに伝えてもらう機会が増えることを考えますと、リーダー手当は必要です。金額は最低5千円から1万円が妥当な範囲です。

Q リーダーは1名の方が良いですか？ 複数の方が良いですか?

A スタッフの総人数にもよりますが、10名を超えている場合には受付スタッフで1名、診察室スタッフで1名が良いです。よほど強いリーダーシップを持ったスタッフならばともかく、10名以上のスタッフを1人でまとめるのは難しいですし、10名を超えてきたあたりから受付スタッフと診察室スタッフで対立が起こりやすくなるため、それぞれの部門でリーダースタッフを任命するのが望ましいです。

Q **リーダーは固定と交代、どちらの方が良いですか？**

A

本書で何度か書いているように、医院は女性の多い職場であり、同時にそれは、「いつ、誰が辞めるか分からない組織」と言えます。無論リーダースタッフといえども辞める可能性はあることを考えますと、ある1人のスタッフにずっとリーダーを任命するよりは、定期的にリーダースタッフを交代する方が良いです。

とは言え、いかんせん医院は少人数の組織であること、再三書いている通り女性の多い職場であることから、適任の次なるリーダースタッフがいないということがあり、リーダー交代制をすんなり導入出来る医院の方が少ないです。事実、ざっくりとですが、私のクライアント様でもリーダー固定制が6割、交代制が4割です。

しかし私はリーダーうんぬんに限らず、「ある業務が分かる（出来る）スタッフが院内に1人しかいない」という状態は、組織として非常に脆弱であると考えており、クライアント様やセミナーご参加医院様には、「どんな業務でも、最低2名のスタッフはそれが分かる（出来る）ようにしておきましょう」とアドバイスしております。

Q リーダー交代制を導入した場合、適切な交代のタイミングはいつですか?

A 短くて半年、長くて2年です。

Q 交代制を導入した場合、前年にリーダーだったスタッフの士気が下がることはありませんか?

A リーダーを交代したこと自体で士気を下げることはありませんが、はっきりと交代の時期を明確にせず、「私はいつまでリーダースタッフなんだろうか?」と悶々としている中、ある日突然他のスタッフをリーダーに任命し、朝礼やミーティングで発表するというようなことがあると、当然ながら士気は下がります。

最も理想的なのはリーダー最終日の朝礼やミーティングなどの場面で「今日で○○さんはリーダースタッフ任期満了です! お疲れ様でした!」と院長先生とスタッフで感謝し、労うことです。もちろんそのリーダースタッフに対して感謝や労いの思いを伝えることが、それをする一番の理由ですが、その光景を目の当たりにした次期リーダースタッフに、「私も1年後にこのようにしてもらえるように頑張らないといけないな」と思ってもらう目的もあります。

Q **リーダーではなくなったスタッフは、その後、（何も肩書がない）普通のスタッフに戻るのですか？**

A リーダースタッフを終えた翌年は、サブリーダーとしてリーダーを支えることが多いです。つまり、

普通のスタッフ↓リーダースタッフ↓サブリーダースタッフ↓普通のスタッフ

というサイクルです。ちなみにリーダー手当について前述しましたが、交代制を導入しているクライアント様の多くが「リーダー手当が1万円、サブリーダー手当が5千円」です。

Q **途中でリーダーの肩書を外すことはありますか？**

A 幸い、私のクライアント様では経験がありませんが、

- 院長先生から見て、あまりにもリーダースタッフに相応しくない言動がある。
- 該当スタッフがあまりにもリーダースタッフであることに負担を感じ、肩書を

外さないと退職しかねない状況である。

この場合には肩書を外さざるを得ないと思います。しかしある日突然、「○○さん、リーダーをやめてもらいます」では大きく士気を下げますので、「○○さんの今日の言動は、私が求めるものではありません。今後は改善して下さい」と改善を促したり、「○○さん、最近元気ないけど大丈夫ですか？ リーダー業務が負担ですか？」など、きめ細やかにサポートする必要はあります。

Q 院長夫人や事務長をリーダースタッフにすることについて、どう思いますか？

A 院長夫人にも事務長にも言えることですが、リーダーとして他のスタッフをまとめようとした場合、不可欠な条件は、「現場に精通している」ということです。本書で、「リーダーはテクニカルスキルが高くないと影響力をもてない」と書きましたが、それと同じで普段現場にいない院長夫人（事務長）が、リーダースタッフとして「患者満足度を高めることに繋がりますので、少しでもお待たせする時間を短くしましょう」などと言うことは、即不信感に繋がります。

一方、院長夫人が看護師で、現場で毎日従事している立場であればリーダーになれますし、実際「師長」と呼ばれている院長夫人はいらっしゃいます。そう考えますと、事務長はリーダースタッフとしては相応しくないです。

Q リーダーに相応しい人材をヘッドハンティングしようと検討していますが、どう思いますか？

A どんな人を採用出来るかによって回答が変わります。例えば「かつて院長先生が病院勤務時代に一緒に長年働いていたスタッフ」であれば自院入社後半年程度で、それ以外の人材であれば入社後1年程度で、リーダーに任命することは出来るかも知れませんが、どちらにしても既存スタッフからすれば愉快な状況ではありません。

院長先生が「今のスタッフ達が総退職したとしても、外部からリーダースタッフを連れてきたいんだ！」と覚悟が決まっているのならばよろしいかと思います。

Q パートスタッフでもリーダーになれますか？

A 自院のスタッフが全員パートスタッフであれば、あるスタッフをリーダーにすることは出来ます。一方、正社員スタッフがいながらもあえてパートスタッフをリーダーにする場合は結構難しいです。

このパートスタッフの勤務時間にもよりますが、パートというからには夕方5時頃に退社する場合が多く、つまり診療時間の最後までいません。

そうなると他のスタッフからは、「○○さんはリーダーのくせに、クリニックが一番忙しい時間に帰っていく」という気持ちになりますので、そのような状況下でパートスタッフでありながら手腕を振るうというのは、よほどこのパートスタッフが他のスタッフから見て魅力的か、かなり院長先生がきめ細やかにフォローしないと、リーダースタッフとして機能しないと思います。

正社員も勤務している状況下で敢えてパートスタッフをリーダーにするのは、基本的にお勧めしません。

Q

今のリーダースタッフ（Aさん）よりも、より優秀なスタッフ（Bさん）がいる場合、どうしたら良いですか？

A

自院がリーダー交代制を導入されているのでしたら、次のリーダースタッフにBさんを任命されたらよろしいかと思いますが、これまで固定制の場合、

- この機会に固定制から交代制に変える
- どこかのタイミングでリーダーをAさんからBさんに変更する

どちらかになります。前者の場合には「今後当院は同じスタッフに何年もリーダースタッフをやってもらうのではなく、基本的には1年交代でリーダーが交代になる形に変えていきます。それにあたり今度の4月からBさんにリーダーを交代してもらいます」というアナウンスによって、特に不穏な空気が流れることもなく、Aさんを傷つけることもなく、Bさんをリーダースタッフに任命出来ます。

問題なのは固定制を続けながらもAさんからBさんにリーダーを変更する場合で、院長先生とAさん、院長先生とBさんという二者面談に加え、後に院長先生・Aさん・Bさんの三者面談が必要です。それだけでなく、Aさんのキャラクター次第によって

はAさんが辞める可能性もあります。

実はこれとほぼ同じことがかつてコンサルティングの中で起こっており、その際は院長先生から見てAさんはリーダースタッフを名乗るにはあまりにも優しく、スタッフの顔色を伺ってしまったり、元々のんびりした性格なので変化が遅いと感じられていました。その後、Bさんが入社し、すぐにリーダースタッフになった訳ではなく、2~3年勤務した後にAさんからBさんにリーダーが変わりました。幸いだったのが、前述したようにAさんはとても穏やかな性格でしたので、リーダー交代となった際も目に見えて士気が下がった訳でも、他のスタッフをネガティブオーラで巻き込むことがなかったことです。

このようなケースはレアですので、現在リーダー固定制である医院において、今のリーダースタッフよりも適任者がいる場合には、そのタイミングで交代制にされることをお勧めします。

Q あるスタッフにリーダーをお願いしたら断られてしまいました。どうすれば良いですか?

A 繰り返しになりますが、「なぜリーダースタッフを新設することにしたのか?」、「なぜそのスタッフにリーダーをお願いしたいのか？」、「リーダースタッフとして、どのような業務をお願いしたいのか？」、「リーダースタッフになってもらう上で、給与はどのように変わるのか？」などをしっかりとお伝えすることは重要ですが、思いが溢れる院長先生ほど、リーダーに対する熱量が溢れ、それを受け止めた該当スタッフが「私には無理かも……」と思わせている可能性があります。

「リーダースタッフをやっていく上で、どんなことが不安か？　何か分からないことはないか？」をしっかり聴いてあげた上で、「うちは開業して10年になりますが、つまり院長（経営者）としては10歳なので、まだまだ分からないことや出来ないことも多く、日々努力するしかありません。同じように○○さんはリーダーとして0歳なのですから、分からないことや出来ないことばかりで当然です。

私もこれから一生懸命サポートしていきますので、一緒に頑張りましょう」

とお声掛けすることで、だいぶ安心してくれるのではないでしょうか。

また、これは院長先生からリーダーをお願いされたあなたにお伝えしますが、リーダーの打診があるということは、院長先生はあなたを評価されているということです。

本書で、「プロの世界は相手からの評価が全て」と書きましたが、医院の中で最もアンテナが高い院長先生が「あなたにリーダースタッフをお願いしたい」と仰ったことに対して、ぜひ誇りを持って下さい。

「至らぬところが多々あるかも知れませんが、一生懸命頑張りますので、よろしくお願い致します」

ぜひこのように気持ち良く受け止めてくれると嬉しいです。

おわりに

診療だけでもお忙しい中、最後までお読み頂きましてありがとうございました。

本書のテーマであるリーダースタッフ育成とは全く関係ありませんが、大切なことですので綴らせて下さい。

2大時間泥棒によって、読書ペースが落ちた？

2021年現在、16年目に突入するクリニック経営コンサルタントとしての活動の中で、多い月で1カ月に20冊と、実にたくさんの本を読んできました。

今ではコンサルティング業に加え、経営業務が増えたとは言え、一冊の本を読むペースは明らかに落ちています。それは私の情報処理能力が低下したのではなく（そうだと信じたい）、

- スマートフォン（タブレット）

●インターネット

という「2大時間泥棒」が勢力を拡大したからです。

人間は弱い生き物です。無論、私も同じです。目の前にビジネス書とマンガがあれば、ついついマンガに手が伸びますし、これまでは単行本でしか存在してなかったマンガが、ネットとタブレットを通じて、何冊でもダウンロード出来ます。

「久しぶりにこの曲聴きたいな」とＹｏｕＴｕｂｅにアクセスすれば、その曲のプロモーションビデオだけでなく、ライブ映像なんかも手軽に視聴することが出来ます。

年々テレビの視聴率が下がっているのも、読書する人が減っていくのも無理はありません。元々読書は好きで、月に何冊も読んできた私が、「最近は一冊の本を読み終えるのが遅くなったな」と感じるのです。

本書をお読みの院長先生、スタッフ様が元々読書が好きでなければ、なおさら本書を読み終わるのは大変だったのではないでしょうか。本当にここまでお読み頂きましてありがとうございます。

本書は（医院様名あいうえお順に掲載）

- 加藤有加里さん（おおこうち内科クリニック様）
- 本多有希子さん（湘南台はた眼科様）
- 浅野　亮子さん（田辺眼科クリニック様）
- 井上　雅子さん（まつだ消化器糖尿病クリニック様）
- 佐藤　栄子さん（やまだホワイトクリニック歯科様）

この5人の素晴らしいリーダースタッフのご尽力と、各医院様の院長先生のお力添えなくしてはこの世に誕生していません。心から感謝申し上げます。ありがとうございました。

装丁の意味

本書の装丁（表紙）はリボンが巻かれ、まるでプレゼントのようです。このようにした理由は大きく2つあります。

1つめは、おそらく本書はまず院長先生が読まれ、「この本はうちのリーダー（候補）スタッフにも読んでもらおう」と、院長先生からスタッフ様にプレゼントされる流れが多いの

JCOPY 498-14804

ではないかと予想しましたので、「院長先生からリーダー〈候補〉スタッフへのプレゼント」という意味で、本書にリボンをつけました。

これは著者のエゴですが、願わくば院長先生が読まれたものをお渡しになるのではなく、その本は院長先生にそのままお持ち頂き、新しい本をプレゼントして頂ければと思います。

それは「本書を出来るだけ多く売りたい」などの、姑息な気持ちは1ミリもなく、「この本で僕も勉強するから、○○さんもこの本に書いてあることを少しでも意識したり、実践して欲しい」という形で、リーダー〈候補〉スタッフ様にお渡し頂いた方が安心すると思うからです。

この装丁にした2つめの理由は、第2章で各リーダースタッフ様に自院でのリーダー業務などについて綴って頂きましたが、そちらに〈Ｔｈａｎｋｓ!! リーダー×院長〉として、「リーダースタッフから見た院長先生の魅力」と、「院長先生から見たリーダースタッフの魅力」を記載していますが、実は院長先生にもリーダースタッフにも、それぞれ内緒にしてこの箇所を加えました。一種のサプライズです。

- 診療だけでもお忙しい中、本業は医業にも関わらず執筆を頑張って下さったリーダースタッフ様へ
- そんな素晴らしいリーダースタッフ様を育てられた院長先生へ

少しでも感謝の思いを形に出来ればと思い、このサプライズを実施しました。

願わくばこのサプライズがリーダースタッフ様と院長先生にとって「プレゼント」となればという思いから、この装丁にしました。

本書は中外医学社の岩松宏典様、輿石祐輝様に多大なるお力添えを頂きました。著書は著者だけの力で生み出せるものではなく、編集者の力量も大いに関連します。岩松様、輿石様、中外医学社の皆様、本当にありがとうございました。

私がリーダーとして相応しいかどうかは、弊社メンバーが評価することですが、ここまで頑張ってついてきてくれたメンバーと、ひとまず会社経営を10年続けられる程のリーダーシップを育ませてくれた父と母へ。

JCOPY 498-14804

今までたくさんのプレゼントを本当にありがとうございます。残りの人生、メンバーと父母にひとつでも多くのプレゼントがお返し出来るように頑張ります。

医経統合実践会　主宰
医経統合コンサルタント
根本　和馬

[著者紹介]

根本 和馬 ねもと かずま

アンリミテッド株式会社 代表取締役
医経統合実践会 主宰　医経統合コンサルタント

競争の激しい歯科クリニック専門のコンサルティング会社で経験と実績を積んだ後、その先進的な経営ノウハウを内科、眼科、耳鼻科などの医科クリニックに活用するため「医経統合実践会」を設立。2011 年、アンリミテッド株式会社を設立。代表取締役に就任。

3 カ月に 1 度開催される通年制セミナー「医経統合実践塾」は、医院経営に対して意識の高い院長、スタッフが日本全国から集まり、自院の実践事例を共有し合う学びの場となっている。2020 年は東京・名古屋・札幌で開催し、300 名が参加。

著書に『なぜあのクリニックは待ち時間があっても満足度が高いのか？待ち時間対策 24 の手法』『パートスタッフ中心のクリニックがプロフェッショナルチームになる 13 の方法』『クリニック経営に成功する院長の 8 つの習慣』（中外医学社）、『診療所機能アップのためのクリニック・マネジメント入門 クリニックを「プロ集団」に変える 33 の秘訣』（医学通信社）、『歯科医院増患プロジェクト ～スタッフみんなで取り組む 26 の手法～』（デンタルダイヤモンド社）。その他クリニック経営誌にコラム、連載掲載多数。

「医経統合実践会 公式チャンネル」は、スマートフォンのカメラで下記の QR コードを読み取って下さい。チャンネルのご登録宜しくお願い致します！

クリニックのリーダースタッフに
大切《たいせつ》にしてほしい7 RULES ©

発　行　2021年10月20日　1版1刷

編著者　根《ね》本《もと》和《かず》馬《ま》

発行者　株式会社　中外医学社
代表取締役　青木　滋
〒162-0805　東京都新宿区矢来町62
電　話　03-3268-2701(代)
振替口座　00190-1-98814番

印刷・製本/三和印刷株式会社　< HI・YK >

ISBN978-4-498-14804-8　Printed in Japan